実験医学 2018 Vol.36 No.18 11

CONTENTS

特集

急増する炎症性腸疾患に挑む
腸内エコロジーの理解がもたらすIBD根治への道

企画／長谷耕二

- 3054 ■ 概論─腸内エコロジーの破綻と炎症性腸疾患 ……………………… 長谷耕二
- 3059 ■ IgA抗体による腸管粘膜面の免疫監視機構 ………… 石垣佳祐，新藏礼子
- 3064 ■ 腸内エコロジーを支える生物間代謝経路 …………… 山田恭央，長谷耕二
- 3070 ■ 飽食の時代の疾患─絶食・再摂食研究からのアプローチ
  ………………………………………………………………………… 土肥多恵子
- 3075 ■ エピゲノム制御に基づいた炎症性発がん機構の理解
  ……………………………………………………………… 田口純平，山田泰広
- 3081 ■ 炎症性腸疾患の免疫学的メカニズムと薬剤開発 ………………… 飯島英樹
- 3086 ■ 炎症性腸疾患制御の新展開 ………………………… 三上洋平，金井隆典
- 3092 ■ 培養腸上皮細胞を用いた粘膜再生療法と再生の分子基盤
  ……………………………………………… 油井史郎，岡本隆一，渡辺 守
- 3097 ● 特集関連書籍のご案内
- 3098 ● 特集関連バックナンバーのご案内

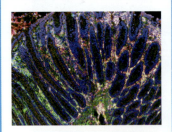

表紙より

クローン病モデルであるT細胞特異的Uhrf1欠損マウスの大腸組織染色像（フランシス・クリック研究所 尾畑佑樹博士提供）．赤色，青色，黄色の細胞は大腸炎症組織に浸潤したミエロイド系細胞群．

連載

カレントトピックス
- 3107 ● がん細胞はワサビ受容体を発現することで酸化ストレス耐性を亢進させている ……………………………………………………… 高橋重成
- 3111 ● 自己組織化により生じる多細胞からなる構造を人工的に作製する
  ………………………………………… 戸田 聡，Leonardo Morsut，Wendell A. Lim
- 3116 ● 血中インスリン濃度パターンによる肝臓シグナル分子の選択的制御
  ……………………………………………………… 久保田浩行，黒田真也
- 3120 ● 平滑筋と軟骨による管腔臓器の長さと太さの段階的な調節
  ……………………………………………………… 岸本圭史，森本 充

News & Hot Paper Digest
- 3100 ■海の遊牧民から素潜りの遺伝子型が見つかる（中山一大）■脂肪滴は細胞核の内膜からも形成される（木村 暁）■RNA新大陸は幻か否か（中川真一）■運命決定に中心的に働く転写因子：パイオニア因子（古久保哲朗）■中国での大学院生やポスドクの待遇について（服部素之）

[編集顧問]
井村裕夫／宇井理生／笹月健彦／高久史麿／堀田凱樹／村松正實

[編集幹事]
清水孝雄／高井義美／竹縄忠臣／野田 亮／御子柴克彦／矢崎義雄／山本 雅

[編集委員]
今井眞一郎／上田泰己／牛島俊和／岡野栄之／落谷孝広／川上浩司／小安重夫／菅野純夫／瀬藤光利／田中啓二／宮園浩平

（五十音順）

注目記事

Next Tech Review
標的タンパク質を分解する新たな低分子薬の開発技術 ……… 大岡伸通，内藤幹彦　3125

新連載　ブレークスルーを狙うバイオテクノロジー
編集／東京大学先端科学技術研究センター　谷内江研究室
【第1回】ゲノム編集—美しきテクノロジーウェブの新たな中心 ……… 谷内江 望　3134

挑戦する人
　脳の複雑性と疾患に人工知能で挑む！ ……………………………… 水谷治央　3141

クローズアップ実験法
　成長因子を使用しない低価格なヒト多能性幹細胞の培養方法 ……… 吉田則子，長谷川光一　3145

最終回　創薬に懸ける
　バイオ医薬品を巡る特許係争事件とその影響 ………………………… 加藤 浩　3152

研究室のナレッジマネジメント
　ナレッジマネジメントとは何か（その1） ……………………………… 梅本勝博　3159

私の実験動物、やっぱり個性派です！
　魅惑的な毒をもつ生物研究へのお誘い ……………………… 塩井（青木）成留実　3165

研究アイデアのビジュアル表現術
　申請書のレイアウト，最後の見直しにむけて ………………………… 大塩立華　3171

ラボレポート—留学編—
　新米PIのラボへ，コーヒーと雨の街シアトル単身赴任記
　— Fred Hutchinson Cancer Research Center ………………………… 西田奈央　3180

Opinion—研究の現場から
　研究は，教育の向こうにある …………………………………………… 森田理日斗　3185

バイオでパズる！
　バラバラの腸 …………………………………………………………… 山田力志　3186

INFORMATION …………………………………………………………… 3189～3190

羊土社　新刊＆近刊案内 ………………………………………………… 前付3
実験医学 月刊・増刊号バックナンバーのご案内 ……………………… 3196～3197

編集日誌 …………………………………………………………………… 3188
次号予告 …………………………………………………………………… 3099, 3198
取扱店一覧 ………………………………………………………………… 3191～3192
奥付・編集後記 …………………………………………………………… 3198
広告目次 …………………………………………………………………… 3195

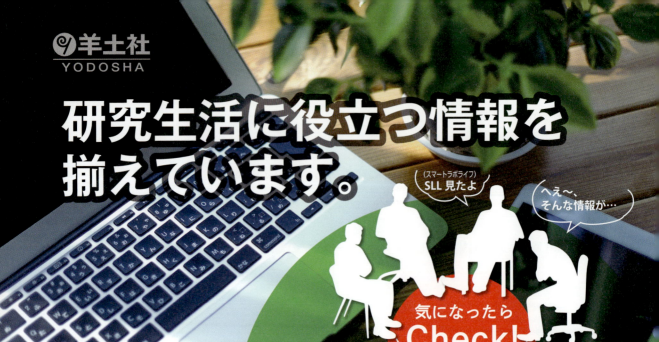

「研究生活をちょっとハッピーに」を合言葉に，羊土社が提供する研究者向けの情報サイトです．

研究費や留学，統計，英語など，研究テーマ「以外」で，アカデミアにおいて遭遇しがちな内容を中心に，さまざまなコツ，ヒントを定期的にお届けします．

「日々頑張っているみなさまが研究そのものに没頭できるお手伝いをしたい」

私たちはこのコンセプトを念頭に，研究に勤しむすべての方の生活を応援します．

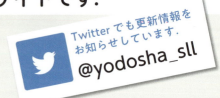

Smart Lab Life

増刊号ラインナップ

●年8冊発行　●B5判　●定価（本体5,400円＋税）

各研究分野のいまを完全網羅した約30本の最新レビュー集！

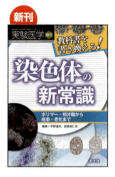
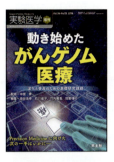
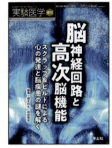
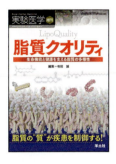
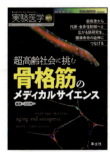
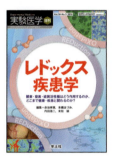
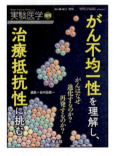
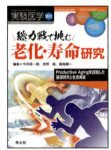
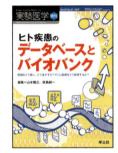
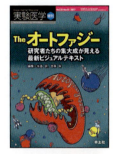
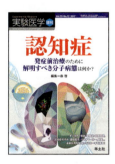
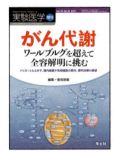
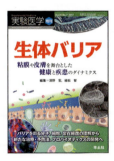
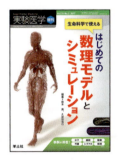
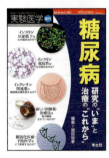

定期購読をご活用ください

冊子のみ	通常号のみ	本体 24,000円＋税
	通常号＋増刊号	本体 67,200円＋税
冊子＋WEB版（通常号のみ）	通常号	本体 28,800円＋税
	通常号＋増刊号	本体 72,000円＋税

※WEB版の閲覧期間は、冊子発行から2年間となります
※「実験医学 定期購読WEB版」は個人向けのサービスです。図書館からの申込は対象外となります

バックナンバーのお申し込みは最寄りの書店、または弊社営業部まで

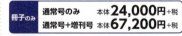 http://www.yodosha.co.jp/

〒101-0052　東京都千代田区神田小川町2-5-1
TEL：03（5282）1211　FAX：03（5282）1212
E-mail：eigyo@yodosha.co.jp

次号・12月号（Vol.36 No.19）予告
2018年12月1日発行

特集／遺伝子発現制御の隠されたシステム　RNA修飾（仮題）

企画／五十嵐和彦，深水昭吉

- 概論—古くて新しいRNA修飾　　五十嵐和彦，深水昭吉
- RNA修飾研究のはじまりからエピトランスクリプトームの概念誕生まで　　鈴木 勉
- RNAメチル化によるリボソーム形成と寿命の制御　　深水昭吉
- RNAメチル化によるサーカディアンリズム制御　　Fustin Jean-Michel，柏﨑安男
- RNAメチル化によるSAM代謝制御　　五十嵐和彦
- RNA脱メチル化酵素と疾患発症機構　　上田裕子，辻川和丈
- RNA改変機構を用いたRNA編集技術の開発　　福田将虎
- 【世界最前線レポート】tRNA研究動向　　堀 弘幸
- 【RNA修飾の解析法】簡易検出法から網羅的解析まで　　櫻井雅之，長谷川拓巳，中山宏紀

― 連載その他 ―
※予告内容は変更されることがあります
- Trend Review
- Next Tech Review
- クローズアップ実験法
- 研究室のナレッジマネジメント
- ブレークスルーを狙うバイオテクノロジー　ほか

実験医学増刊号 最新刊
Vol.36 No.17（2018年10月発行）
教科書を書き換えろ！　染色体の新常識
編集／平野達也，胡桃坂仁志　　詳しくは本誌3124ページへ

◆編集後記◆

「炎症性腸疾患（IBD）」は近年患者数が増え続け，はっきりとした原因は不明，根本的治療薬もない難病です．小社は医師向けにIBD治療や診断の書籍も多数発行しており（本誌3097ページ），そのことからも臨床的にIBDの治療は大きな課題であることが伺えます．そんな疾患に対して本特集では「腸内エコロジー（生態系）」という腸内細菌と免疫の相互作用の観点から，発症メカニズム解明と新規療法開発をめざす研究を紹介しています．臨床医にもおすすめできる内容

また，「Next Tech Review」にて細胞がもともと持つタンパク質分解系を利用する新しい薬のデザインとその開発技術を紹介しています．さらに新連載「ブレークスルーを狙うバイオテクノロジー」もはじまり，ますます充実の誌面をぜひお楽しみください．
（山口恭平）

実験医学増刊号『教科書を書き換えろ！染色体の新常識』（本誌3124ページ）が発行となりました．誰もが知る染色体ですが，最新の染色体研究は，これからの生命科学研究のモデルケースとなりそうです．1つの現象や構造について，たくさんの関連因子を同定したものの，それらが実際にどう相互作用しているかわからない状況は，研究の多くのシーンで出会うのではないでしょうか．染色体研究分野では，相分離の概念やシミュレーションなど，柔軟に多分野の手法を取り入れて真実を追求することに成功しています．分野を問わず多くの人にお役立ていただける1冊です．
（本多正徳）

いきなり個人的な話で恐縮ですが，今回大変久しぶりに編集後記を執筆することになりました．前回は2011年のことだったので，どうやら7年間ものご無沙汰であったようです．

さて，この度発行になりました「FLASH薬理学」は，医学生・医療系学生向けの"詳しすぎず易しすぎないちょうどよい教科書"です．全100項目に知っておくべき要点をまとめ，通読にも拾い読みにも堪える内容で，初めて薬理学を学ぶ人・学び直したい人にオススメです．表紙のデザインや手触りなどにもこだわり，手元に置いておきたい一冊に仕上がっておりますので，ぜひ書店でお手にとってみてください！
（山村康高）

実験医学

Vol. 36　No. 18　2018〔通巻626号〕
2018年11月1日発行　第36巻　第18号
ISBN978-4-7581-2513-0

定価　本体2,000円+税（送料実費別途）

年間購読料
　24,000円（通常号12冊，送料弊社負担）
　67,200円（通常号12冊，増刊8冊，送料弊社負担）
郵便振替　00130-3-38674

© YODOSHA CO., LTD. 2018
　Printed in Japan

発行人	一戸裕子
編集人	一戸敦子
副編集人	蜂須賀修司
編集スタッフ	山口恭平，佐々木彩名，本多正徳，間馬彬大，早河輝幸，藤田貴志，岩崎太郎
広告営業・販売	丸山 晃，近藤栄太郎，安藤禎康
発行所	株式会社　羊　土　社
	〒101-0052　東京都千代田区神田小川町2-5-1
	TEL 03(5282)1211 ／ FAX 03(5282)1212
	E-mail　eigyo@yodosha.co.jp
	URL　www.yodosha.co.jp／
印刷所	昭和情報プロセス株式会社
広告取扱	株式会社　エー・イー企画
	TEL 03(3230)2744代
	URL　http://www.aeplan.co.jp／

本誌に掲載する著作物の複製権・上映権・譲渡権・公衆送信権（送信可能化権を含む）は（株）羊土社が保有します．
本誌を無断で複製する行為（コピー，スキャン，デジタルデータ化など）は，著作権法上での限られた例外（「私的使用のための複製」など）を除き禁じられています．研究活動，診療を含み業務上使用する目的で上記の行為を行うことは大学，病院，企業などにおける内部的な利用であっても，私的使用には該当せず，違法です．また私的使用のためであっても，代行業者等の第三者に依頼して上記の行為を行うことは違法となります．

JCOPY ＜（社）出版者著作権管理機構　委託出版物＞本誌の無断複写は著作権法上での例外を除き禁じられています．複写される場合は，そのつど事前に，（社）出版者著作権管理機構（TEL 03-3513-6969，FAX 03-3513-6979，e-mail：info@jcopy.or.jp）の許諾を得てください．

羊土社 4〜10月の新刊案内

実験医学増刊 Vol.36 No.17
教科書を書き換えろ！
染色体の新常識
ポリマー・相分離から疾患・老化まで
編／平野達也，胡桃坂仁志
定価（本体 5,400 円＋税）
B5判　フルカラー　214頁
ISBN 978-4-7581-0374-9
詳しくは本誌 3124 ページへ

FLASH薬理学
著／丸山 敬
定価（本体 3,200 円＋税）
B5判　フルカラー　375頁
ISBN 978-4-7581-2089-0
詳しくは本誌 3183 ページへ

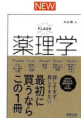

実験医学増刊 Vol.36 No.15
動き始めた がんゲノム医療
深化と普及のための基礎研究課題
監修／中釜 斉，編／油谷浩幸，
石川俊平，竹内賢吾，間野博行
定価（本体 5,400 円＋税）
B5判　フルカラー　243頁
ISBN 978-4-7581-0373-2
詳しくは本誌 3158 ページへ

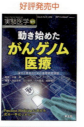

実験医学別冊
あなたのタンパク質精製、大丈夫ですか？
〜貴重なサンプルをロスしないための達人の技
編／胡桃坂仁志，有村泰宏
定価（本体 4,000 円＋税）
A5判　フルカラー　186頁
ISBN 978-4-7581-2238-2
詳しくは本誌 3170 ページへ

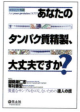

科研費獲得の方法とコツ
改訂第6版
実例とポイントでわかる
申請書の書き方と応募戦略
著／児島将康
定価（本体 3,800 円＋税）
B5判　2色刷り　278頁
978-4-7581-2088-3

実験医学増刊 Vol.36 No.12
脳神経回路と高次脳機能
スクラップ＆ビルドによる心の発達と
脳疾患の謎を解く
著／榎本和生，岡部繁男
定価（本体 5,400 円＋税）
B5判　フルカラー　204頁
978-4-7581-0372-5
詳しくは本誌 後付 6 ページへ

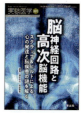

マンガでわかる ゲノム医学
ゲノムって何？を知って
健康と医療に役立てる！
著／水島-菅野純子
イラスト／サキマイコ
定価（本体 2,200 円＋税）
A5判　1色刷り　221頁
ISBN 978-4-7581-2087-6
詳しくは本誌 3140 ページへ

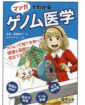

実験医学増刊 Vol.36 No.10
脂質クオリティ
生命機能と健康を支える
脂質の多様性
編／有田 誠
定価（本体 5,400 円＋税）
B5判　フルカラー　246頁
ISBN 978-4-7581-0371-8

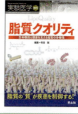
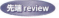

実験医学別冊
細胞・組織染色の達人
実験を正しく組む、行う、解釈する免疫染色
とISHの鉄板テクニック
監修／高橋英機　著／大久保和央
執筆協力／ジェノスタッフ株式会社
定価（本体 6,200 円＋税）
AB判　フルカラー　186頁
ISBN 978-4-7581-2237-5
詳しくは本誌 3069 ページへ

実験医学増刊 Vol.36 No.7
超高齢社会に挑む
骨格筋のメディカルサイエンス
〜筋疾患から代謝・全身性制御へと広がる
筋研究を、健康寿命の延伸につなげる
編／武田伸一
定価（本体 5,400 円＋税）
B5判　フルカラー　230頁
ISBN 978-4-7581-0370-1

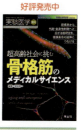

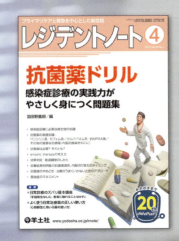
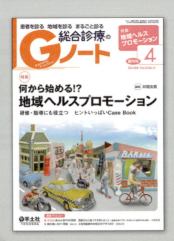
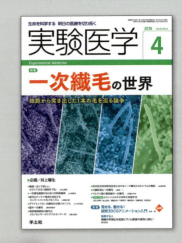
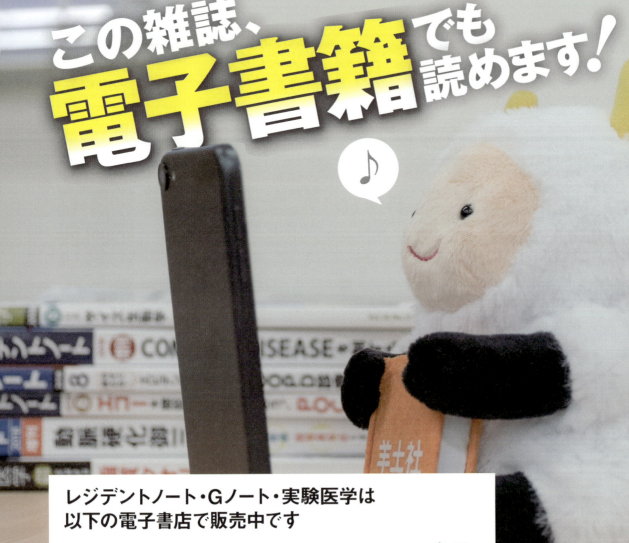

実験医学 Vol.36 No.18 2018
Experimental Medicine
11

特集

急増する炎症性腸疾患に挑む
腸内エコロジーの理解によるIBD根治への道

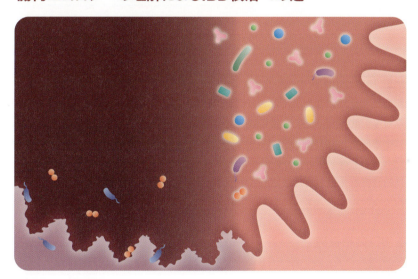

企画／長谷耕二

- 概論―腸内エコロジーの破綻と炎症性腸疾患 ……………………………… 長谷耕二 3054
- IgA抗体による腸管粘膜面の免疫監視機構 ……………………………… 石垣佳祐，新藏礼子 3059
- 腸内エコロジーを支える生物間代謝経路 ……………………………… 山田恭央，長谷耕二 3064
- 飽食の時代の疾患―絶食・再摂食研究からのアプローチ ……………………… 土肥多惠子 3070
- エピゲノム制御に基づいた炎症性発がん機構の理解 ……………… 田口純平，山田泰広 3075
- 炎症性腸疾患の免疫学的メカニズムと薬剤開発 ………………………………… 飯島英樹 3081
- 炎症性腸疾患制御の新展開 ……………………………………… 三上洋平，金井隆典 3086
- 培養腸上皮細胞を用いた粘膜再生療法と再生の分子基盤 油井史郎，岡本隆一，渡辺 守 3092

特集関連書籍のご案内 …………………………………………………………… 3097
特集関連バックナンバーのご案内 ……………………………………………… 3098

特集　急増する炎症性腸疾患に挑む

概論

腸内エコロジーの破綻と炎症性腸疾患

長谷耕二

栄養吸収の場であり，バリア器官でもある腸管の内腔には体細胞を凌駕する数の腸内細菌が存在しており，菌体間あるいは宿主細胞と相互作用しながら"腸内エコロジー"を形成している．食品成分・外来微生物・遺伝的要因などによって腸内エコロジーの均衡が崩れるとさまざまな全身性疾患の素因となることが明らかになりつつある．その代表例はクローン病や潰瘍性大腸炎などの炎症性腸疾患（IBD）である．

はじめに

　炎症性腸疾患（inflammatory bowel disease：IBD）は原因不明の難治性疾患であり，炎症性発がんや原発性硬化性胆管炎などの合併症を引き起こすことも知られている．IBDの患者数は，本邦のみならず世界的に見ても増加の一途を辿っている．そのような状況下，腸内エコロジーの改善による新たなIBD制御法が結実しつつある．本特集では，IBDの発症にかかわる環境因子，すなわち，栄養シグナル，免疫系，上皮バリア，腸内細菌などに焦点を当てるとともに，その人為的制御を介した新たな治療法の試みについて，各分野のフロントランナーより解説していただく．

1　増え続けるIBDの患者数

　IBDは，潰瘍性大腸炎（ulcerative colitis：UC）とクローン病（Crohn's disease：CD）に大別され，いずれも寛解と再燃をくり返す原因不明の難病である．UCでは大腸粘膜にびらんや潰瘍が生じる．病変は直腸から生じ，連続して結腸全体まで拡大する．一方，CDは1932年にマウントサイナイ病院の内科医ブリル・バーナード・クローン博士によって限局性回腸炎として最初に報告された．それまでは，小腸には慢性疾患はないと考えられていたが，この報告により慢性炎症が生じることがはじめて明らかとなった．CDは主として10～20歳代の若年で発症し，口腔から肛門に至る消化管のあらゆる部位に非連続性の炎症病変を生じるが，大多数は大腸および小腸を中心に浮腫や潰瘍を認める．腸管狭窄や膿瘍などの合併症を伴う重症化の際には，外科的手術により腸管の摘出が行われ，患者のQOLは著しく損なわれる．

　IBDでは腸粘膜の慢性的な炎症により，炎症性発がんの発生リスクが非常に高くなる（田口・

Alteration of intestinal ecology promotes intestinal bowel disease
Koji Hase：Division of Biochemistry, Graduate School of Pharmaceutical Science, Keio University（慶應義塾大学大学院・薬学研究科・生化学講座）

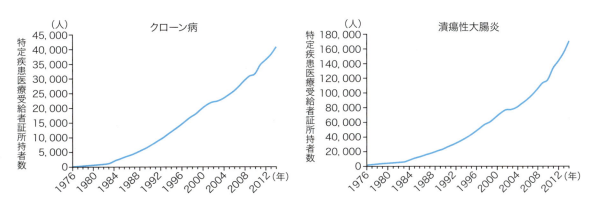

図　炎症性腸疾患の患者数の推移
1976〜2014年における特定疾患医療受給者証所持者数を示す（難病情報センターの統計情報をもとにグラフを作成）．

山田の稿）．欧米において患者数が多いが，高度成長期以降，本邦においても右肩上がりに患者数が増加している（**図**）．2015年における患者数（特定疾患医療受給者証交付数）はUCが約16.6万人，CDが約4万人となっている．現時点では両疾患を完治させる内科的治療法は存在せず，治療は病態の活動性をコントロールし，患者のQOLを高めることを目的として行われる．

2　IBDの発症にかかわる環境因子

　IBDの発症機構はわかっていないが，遺伝的素因に加え環境因子が複合的に作用し（**概念図**），腸内細菌バランス失調（dysbiosis，ディスバイオーシス），免疫異常，および，上皮バリアの低下を招くと考えられている．遺伝的素因については，これまで，少なくとも160以上の遺伝子多型がIBD関連因子として同定されている．これらIBD関連遺伝子には上皮バリア，T細胞応答，細菌認識，および，オートファジーにかかわる分子群などが含まれる[1]．しかし，この半世紀ほどの間に先進国においてIBD患者が急増している事実や，欧米への移住者においてIBDの発症リスクが高まるとの疫学調査を考慮すると[2]，生活環境の欧米化がIBDの発症を促進していると考えられる．とりわけ，西洋食（Western diet）※の摂取はIBDのリスク因子である．最近の疫学調査では，体型指数（BMI）とIBDの罹患率には有意な相関は認められなかったものの[3]，赤肉や加工肉の摂取，さらには，ω6不飽和脂肪酸の摂取がIBDの発症リスクを高めることが示唆されている．ω3不飽和脂肪酸は逆に疾患リスクを低減する．つまり摂取栄養素の質がIBDの発症に影響をおよぼすといえる．一方，カロリー制限や間欠的絶食は炎症を抑制することも知られている[4]（**土肥の稿**）．

　可溶性食物繊維やレジスタントスターチのように大腸まで届き，腸内微生物群（マイクロバイオータ）によって利用される炭水化物はMAC（microbiota-accessible carbohydrate）とよばれている[5]．MACは腸内微生物叢の多様性の維持や代謝物の産生に欠かせない役割を果

> ※　**西洋食（Western diet）**
> 西洋食は一般的に高炭水化物，高脂質，高カロリー，低食物繊維の食事と定義される．

特集　急増する炎症性腸疾患に挑む

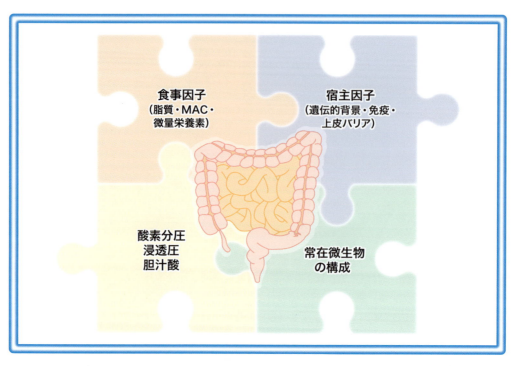

概念図　腸内エコロジーに影響を与える主な因子
宿主側の因子に加えて，種々の環境因子が腸内エコロジーの恒常性に影響を与える結果，IBD感受性が変化する．

たしており，腸内エコロジーを健全な状態に保つために必要不可欠である．実際にMACを含む野菜や果物類の摂取はIBDの発症リスクを下げることが知られている[6]．

ビタミンA，B_1，B_6，B_{12}，D，K，葉酸といったビタミン類や，鉄，セレン，亜鉛，タングステンといったミネラルも腸内エコロジーの恒常性維持に重要である．こうした何らかの微量栄養素（micronutrient）の欠乏はIBD患者の半数程度で認められ，免疫異常の一因となっている[7]．とりわけ，ビタミンD（VD）の欠乏症はCDの発症や進展と強い相関を示す[8]．VDは核内受容体であるビタミンD受容体（VDR）と結合し，標的遺伝子群の発現を高めるが，興味深いことにそのなかにはNOD2のような菌体認識センサーやATG16L1といったオートファジー関連因子が含まれている[9)10]．NOD2は細菌の細胞内侵入に伴い，抗菌ペプチドの産生を高めるとともにATG16L1をリクルートしてオートファジー経路を活性化する．NOD2とATG16L1の変異はいずれもCDの発症と相関することがよく知られている[11)12]．VDはiNKT細胞やCD8$\alpha\alpha^+$上皮内リンパ球といった制御性細胞系列を誘導する一方で，Th1やTh17といったエフェクターT細胞の活性を抑制する．VDRや活性化VD合成酵素（Cyp27b1）を欠損するマウスはIBD患者と類似したdysbiosis〔プロテオバクテリア（Proteobacteria）門の増加とファーミキューテス（Firmicutes）門の減少〕を示し，実験的大腸炎への感受性が高まる[13]．

粘膜免疫系はマイクロバイオータのバランス維持に関わっており，特に粘膜面に分泌される二量体（またはそれ以上の多量体）IgAは重要な役割をはたしている（**石垣・新藏の稿**）．さ

らにIgA分解菌の多いマイクロバイオータを保有するマウスでは，管腔内のIgA量が低下して実験的大腸炎が悪化することから，分泌型IgAは粘膜のバリア機能を高めて腸炎の抑制にも寄与していると考えられる．

3 腸内エコロジー破綻のメカニズム

バランスのとれた食生活を送っているヒトではMACの微生物発酵を通じて日常的に多量の短鎖脂肪酸（酢酸，プロピオン酸，酪酸）が管腔内で産生される．このうち酪酸は樹状細胞からのIL-10の産生や制御性T細胞の誘導などを介して抗炎症作用を発揮する．加えて酪酸は大腸上皮の主要なエネルギー源であり，β酸化により代謝される．これよりミトコンドリア代謝が活性化することで大腸上皮細胞の酸素消費が増加し，管腔内の酸素濃度を低下させるため，結果的にFirmicutes門などの偏性嫌気性菌を増加させる．さらに低酸素応答によりHIF-1経路が活性化することで上皮細胞間のタイトジャンクション構成分子の発現が亢進する[14]．このように，大腸管腔を低酸素状態に保つことは，健全な腸内エコロジーの維持に重要であり，*Clostridium*クラスターⅣおよびⅩⅣaなどの酪酸産生菌はその鍵を握る存在といえる．

CDおよびUC患者の腸内では酪酸産生が低下している（**山田・長谷の稿**）．酪酸の供給が低下すると，上皮細胞では解糖系が優位となり酸素消費量が低下する．これより管腔内の酸素濃度が増加するため，通性嫌気性菌である大腸菌などProteobacteria門の増殖を許すと考えられる．CD患者では特に，接着性侵入性大腸菌（adherent/invasive Escherichia coli：AIEC）という病原性細菌が検出される[15]．一方で，乳酸菌（*Lactobacillus* spp.），ビフィズス菌（*Bifidobacterium* spp.），*Clostridium*クラスターⅣおよびⅩⅣaに属する細菌群は健常人と比較して減少する[16)17]．

高脂肪食による大腸炎悪化のメカニズムは完全にわかっていないが，動物実験により，高脂肪食の摂取はdysbiosisを誘導し上皮バリアを低下させることが判明している．この作用の一部には胆汁酸が関与しているかもしれない．例えば，飽和脂肪酸に富む食事はタウロコール酸の産生を促し，硫酸還元菌の増加とFirmicutes門の低下を特徴とするdysbiosisを招くことで，IL-10欠損マウスにおける大腸炎を悪化させる[18]．

加工食品はIBDのリスク因子と見なされているが，その原因として加工食品に含まれる安定化剤の大量摂取が着目されている．カルボキシメチルセルロースなどの安定化剤はdysbiosisを誘導するとともに，腸管バリアを低下させることで大腸炎を悪化させる[19]．

おわりに──見えてきたIBD治療の可能性

食品成分やdysbiosisという新たな病因にスポットが当てられたことで，IBDの病態解明は急速に進みつつある．偏った食習慣などでdysbiosisが誘導され，上皮バリアの破綻と腸内細菌に対する慢性炎症が誘導されると，さらにdysbiosisが悪化する．この悪循環サイクルにより最終的には炎症性の長期記憶T細胞が形成されて慢性炎症が持続すると想定される．シングルセル解析やマスサイトメトリーなどの最新技術により，炎症を担う細胞群のT細胞受容体（TCR）レパトアやその認識抗原が明らかになる日も近いであろう．

これまでの基礎研究によって明らかとなった事実をもとに，新たな発想に基づく次世代IBD

治療法が次々と開発されつつある．これらは大別すると，① 炎症やリンパ球のホーミングに関わる免疫エフェクタータンパク質を標的とした分子標的薬（**飯島の稿**），② 腸内エコロジーの改善を目的とした介入（**石垣・新藏の稿，三上・金井の稿**），③ 上皮バリアの修復・強化（**油井らの稿**）に分類される．IBDは食の西洋化がもたらした現代病であるがゆえに，栄養学的な介入や生菌製剤などの先制医療によってIBDの発症リスクを減らすことができるかもしれない．ここでは多角的視点から腸内エコロジーに影響する環境因子と炎症性腸疾患の病態解明に切り込んだ．本特集が読者の方々の研究推進の一助となれば幸いである．

文献

1) Liu JZ, et al：Nat Genet, 47：979-986, 2015
2) Benchimol EI, et al：Am J Gastroenterol, 110：553-563, 2015
3) Chan SS, et al：Am J Gastroenterol, 108：575-582, 2013
4) Longo VD & Mattson MP：Cell Metab, 19：181-192, 2014
5) Sonnenburg ED, et al：Nature, 529：212-215, 2016
6) Racine A, et al：Inflamm Bowel Dis, 22：345-354, 2016
7) Weisshof R & Chermesh I：Curr Opin Clin Nutr Metab Care, 18：576-581, 2015
8) White JH：J Steroid Biochem Mol Biol, 175：23-28, 2018
9) Wang TT, et al：J Biol Chem, 285：2227-2231, 2010
10) Sun J：Autophagy, 12：1057-1058, 2016
11) Hampe J, et al：Nat Genet, 39：207-211, 2007
12) Hugot JP, et al：Nature, 411：599-603, 2001
13) Ooi JH, et al：J Nutr, 143：1679-1686, 2013
14) Kelly CJ, et al：Cell Host Microbe, 17：662-671, 2015
15) Darfeuille-Michaud A, et al：Gastroenterology, 115：1405-1413, 1998
16) Ott SJ, et al：Gut, 53：685-693, 2004
17) Andoh A, et al：J Gastroenterol, 47：1298-1307, 2012
18) Devkota S, et al：Nature, 487：104-108, 2012
19) Chassaing B, et al：Nature, 519：92-96, 2015

Profile

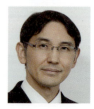

長谷耕二：1994年富山医科薬科大学（現 富山大学）薬学研究科博士前期課程修了．同年より山之内製薬株式会社研究員となり，腸内微生物発酵の研究に従事．2000年よりUCSD医学部ポスドクとして，ライフワークである上皮免疫学に関する研究をスタートする．'04年より理化学研究所免疫アレルギー科学総合研究センター研究員，'12年より東京大学医科学研究所・特任教授を経て，'14年より慶應義塾大学薬学部教授．今後も，『病は腸から』の分子メカニズムの解明に貢献したい．

特集　急増する炎症性腸疾患に挑む

IgA抗体による腸管粘膜面の免疫監視機構

石垣佳祐，新藏礼子

腸内細菌叢のバランスが破綻すると，炎症性腸疾患をはじめとした種々の疾患の発症に関与することが明らかになりつつある．腸内環境を適切に保つうえで腸管IgA抗体は中心的な役割を果たしていると考えられている．近年の解析技術の向上に伴って，IgA抗体とその抗原となる腸内細菌の相互作用がより詳細に検討されるようになってきている．本稿では，IgAによる腸内細菌叢制御について，最新の知見を踏まえながら概説する．

キーワード　IgA，腸内細菌叢，dysbiosis，SHMT

はじめに

われわれヒトの腸管内にはおよそ100兆個以上の常在細菌が存在し，腸内細菌叢を形成している[1]．通常，これらの腸内細菌叢は無害であり，難消化性食餌成分の代謝による栄養の供給，病原細菌の定着阻害など宿主にとって有益な作用をもたらす（symbiosis）[2]．その一方で，免疫系と腸内細菌叢の共生関係が崩れ，腸内細菌叢のバランスが変化する（dysbiosis）と，炎症性腸疾患をはじめとした種々の疾患を誘発することが近年明らかになりつつある[3)4)]．

腸管ではこれら常在細菌叢に加え，食餌性の外来抗原や病原微生物などさまざまな成分が常時取り込まれているが，これらの刺激に対して過度な炎症を引き起こすことは宿主にとって有害である．そのため腸管免疫系はそれらを識別し，自身にとって適切な腸内環境を維持するために，ユニークな免疫監視機構を進化させてきた．

腸管管腔と上皮層の間には，杯細胞から分泌されるムチンを主成分とする粘液層が存在し，物理的な距離を担保している[5]．さらにこれらの粘液層にはデフェンシンなどに代表される抗菌ペプチド[6]や，免疫グロブリンA（immunogloblin A：IgA）が含まれており，侵入してきた細菌に対して防御効果を発揮する．

近年の次世代シークエンサーを中心とした解析技術の向上により，腸管IgA抗体が結合している細菌種の同定が可能になってきている[7]．免疫グロブリンである以上，IgAにも抗原特異性が存在する可能性は高く，体内で産生されるIgAの標的細菌，あるいは標的抗原を解析することで，われわれにとって有用な菌種と有害な菌種を識別・定義できると予測される．

本稿では，腸管における免疫監視機構の主要な因子の1つであるIgAに注目し，腸内細菌叢制御の分子機構に関する最新の知見とIgA抗体を用いたdysbiosis制御の可能性について紹介したい．

1　腸管IgA産生機構とその働き

腸管の粘膜固有層において形質細胞から産生されたIgAは，J鎖とよばれるポリペプチドを介して多量体を形成する．腸上皮細胞の基底膜側に発現するpIgR（polymeric immunogloblin receptor）と結合した多

Roles of IgA for a maintenance of the intestinal homeostasis
Keisuke Ishigaki/Reiko Shinkura：Laboratory of Immunology and Infection Control, Institute for Quantitative Biosciences, The University of Tokyo（東京大学定量生命科学研究所免疫・感染制御研究分野）

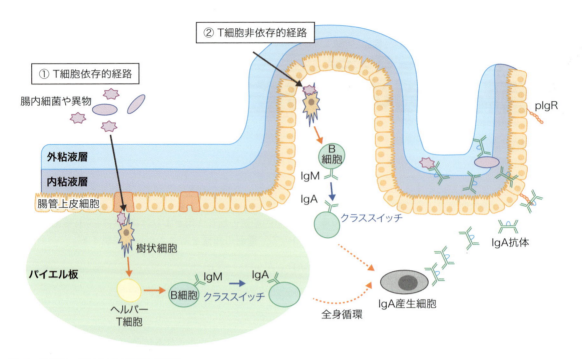

図1 腸管における免疫監視機構
腸管は細菌や異物抗原の体内への侵入を防ぐため，さまざまな免疫機構を有する．T細胞依存的/非依存的経路を介して，親和性の異なるIgA抗体が管腔へと分泌される．分泌されたIgAは腸内細菌を認識し，腸内環境の正常化に寄与していると考えられる．

量体IgAは，トランスサイトーシスによって管腔側へと輸送される．その後，pIgRの細胞外ドメインが切断され，pIgRの一部を含む形でIgAが分泌される（secretory IgA：sIgA）（図1右）．

これまで，腸管で産生されるIgA抗体には，高親和性のものと低親和性のものの2種類が存在すると考えられてきた[8]．高親和性のIgA抗体はパイエル板の胚中心において体細胞突然変異（somatic hypermutaion：SHM）を経て，特定の抗原に対して特異性を高めた抗体をさす．これらのIgA抗体は，パイエル板胚中心に存在するT細胞や濾胞性樹状細胞との相互作用を経て産生される．高親和性のIgA抗体は，腸管内腔に侵入してきた病原菌やそれらが産生する毒素と結合し中和すると考えられていた．一方で，低親和性のIgA抗体は腸管粘膜下に存在するB細胞から，T細胞非依存的経路を経て産生される．この経路ではSHMの導入がほとんど起こらないため，産生されるIgAは，抗原に対する結合力が弱く，常在細菌叢と宿主の共生関係の維持に貢献すると考えられていた．しかし近年では，これらの分類と相反するIgA抗体の存在も報告されはじめ，この定義は曖昧になりつつある[9)10)]．

2 腸管由来モノクローナルIgA抗体による腸内細菌制御

われわれの研究室では，腸管においてIgA抗体がどのように常在細菌叢を制御しているかを分子レベルで解明するために，マウスの腸粘膜固有層に存在するIgA産生細胞からハイブリドーマを作製し，複数の腸管由来モノクローナルIgA抗体を得た．得られたモノクローナルIgA抗体を用いて，複数の細菌種に対する反応性をELISA法によって検討したところ，多くのクローンが複数種の細菌に結合するいわゆるpoly-reactiveな抗体であることがわかった（図2A）．またそのなかの1つであるW27抗体は，大腸菌などには強く結合した一方で，ヒトにとって一般的に善玉菌と考えられている*Lactobacillus casei*に対しては，弱い結合を示した[11)]（図2B）．質量分析によりW27抗体の抗原分子を探索

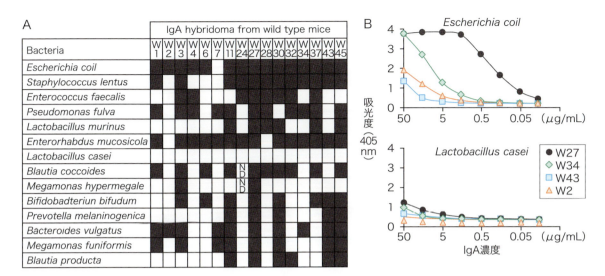

図2　腸管由来モノクローナル抗体の細菌に対する結合力
A）記載した細菌に対する，各腸管由来モノクローナル抗体の結合力をELISA法によって測定した（黒が反応＋，白が反応－，NDが未測定をあらわす）．B）大腸菌と乳酸菌に対するモノクローナル抗体の結合力をELISA法によって測定した．(文献11より引用)

したところ，W27は大腸菌のもつ代謝酵素の1つであるserine hydroxymethyletransferase（SHMT）を強く認識することが明らかになり，さらなる解析により，W27抗体はSHMT内の特定のエピトープの違いを識別している可能性が示唆された．今回SPF（特定病原微生物を持たない状態）環境下で飼育したマウスからハイブリドーマを作製したことを考えると，マウス腸管では特定の抗原刺激なしに産生されるW27のようなpoly-reactiveなIgA抗体を産生することで，積極的に腸内細菌叢を制御している可能性が考えられる．

W27抗体の in vivo における作用を検討すべく，activation-induced cytidine deaminase（AID）をコードする遺伝子に変異をもつAID^{G23S}マウスを用いて実験を行った．AIDタンパク質は抗体のクラススイッチと体細胞突然変異の両方に必須であることはよく知られている．前述のように体細胞突然変異は，抗体遺伝子の可変領域に変異を導入することで，抗体の多様化や抗原に対する親和性の向上に寄与する．AID^{G23S}マウスは抗体のクラススイッチは正常だが，体細胞突然変異が特異的に障害されており，細菌に対して高親和性のIgA抗体を産生できないために，腸内細菌の異常増殖とそれに伴うリンパ増殖性疾患を発症する[12]．このことも，腸内細菌叢の制御には低親和性のIgA抗体だけでなく，高親和性IgAが必要であることを示唆している．

われわれはこのマウスに対してW27抗体を投与することで，dysbiosisの状態を改善できるのではないかと考えた．免疫過剰刺激の表現型であるパイエル板胚中心B細胞の数を測定したところ，4週間のW27経口投与によりAID^{G23S}マウスのパイエル板胚中心B細胞数は野生型マウスと同程度まで減少した（図3A）．低親和性モノクローナルIgA抗体であるW2の投与では，この効果は観察されなかった．また，dextran sulfate sodium（DSS）誘導性腸炎モデルマウスに対して，W27抗体を経口投与したところ，抗体非投与のマウスと比べて体重減少が抑制された（図3B）．以上の結果は，W27のようなIgA抗体を投与することで，dysbiosisの改善を介して腸管における炎症が改善できる可能性を示唆している[11]．

3　IgAと腸内細菌の相互作用の包括的理解と応用

近年，腸管IgA抗体と腸内細菌制御に関する興味深

特集　急増する炎症性腸疾患に挑む

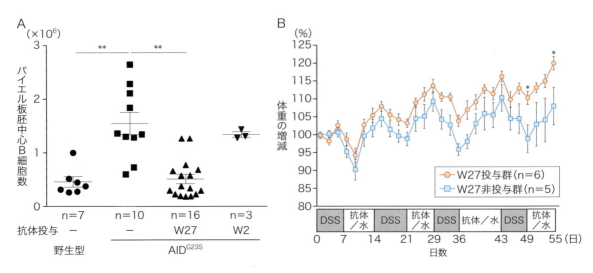

図3　腸管由来W27抗体投与によるマウスへの影響
　A) AID^{G23S}マウスにW27抗体を4週間継続で経口投与し，パイエル板胚中心B細胞数を測定した．W2抗体は低親和性モノクローナルIgA抗体．**：$p < 0.01$．B) Balb/cマウスに3.5％のDSSを投与し，体重の増減を測定した．○群ではW27抗体（25 μg/mL）を，□群では抗体の代わりに蒸留水のみを，グラフ下部のスケジュールに従って投与した．（文献11より引用）

い報告が相次いでいる．例えばPalmらは2014年にセルソーターと次世代シークエンサーを組合わせたIgA-SEQとよばれる手法で，炎症性腸疾患（inflammatory bowel disease：IBD）患者の糞便中に含まれる細菌のうち，IgA抗体にコーティングされた細菌群を分離・同定した[13]．これらの細菌群を無菌マウスに移入しDSSを投与すると，コントロール群と比較して重篤な腸炎症状を誘導することからPalmらは，IgAのコーティングの有無が腸炎惹起菌を見分ける指標になりうると結論づけている．これらは「W27という腸管由来のモノクローナルIgA抗体が，いわゆる"悪玉菌"のみを制御する」というわれわれの主張とも一致している．この報告はIBDの治療法を考えるうえで非常に有用であり，今後，どのようなIgAクローンが菌体をコーティングしているのか，その結合は抗原特異的なものなのか，これらの菌に対してIgAが結合することが菌に対してどのような作用をもたらすのかなど，さらなる解明が待たれる．

　また実際にIgAが細菌の排除にどのようにかかわるかという部分に関してMoorらは，IgA抗体が細菌表面をコートすることで，細菌増殖時に娘細胞が分裂・分離するのを阻害し凝集塊を形成することを示した[14]．

この機序では，宿主に過度な炎症を誘導せずに病原体のクリアランスが促進されると考えられ，IgA抗体による腸内環境の制御が正常な腸内細菌叢を撹乱することなく行われていることを示唆している．

　またIgAの結合が菌におよぼす影響については細菌学的見地からの解析も重要である．いくつかの論文では，IgAの存在が菌の遺伝子発現プロファイルを変化させ，菌体表面の糖脂質や鞭毛などの発現に影響するという報告がなされている[15)～17]．これらの報告ではIgAの産生が細菌の遺伝子発現だけでなく，宿主の遺伝子発現に関与する可能性も示唆されており，腸内を1つの生態系と捉え，免疫学と細菌学を組合わせた視点で研究を行う必要がある．

おわりに

　本稿ではIgAを中心に，腸管における免疫監視機構について概説してきた．これまでのIgAと腸内細菌叢に関する研究は，IgA抗体の存在の有無とそれによる腸内細菌叢全体の変化を中心にした議論が多かった．そのため現段階ではいまだ，IBDやその他多くの病態に，"真に"関与する細菌などは明らかになっていな

い．今後は，近年進歩を続ける次世代シークエンサーなどの解析技術を積極的に活用することで，個々の細菌とIgAクローンとの相互作用をより高い解像度で解析することが重要だと考えられる．得られる知見は，現在の抗生物質のように腸内環境を劇的に撹乱することなく，IBDなど特定の疾患の原因となりうる"悪玉菌"を狙い撃ちして腸内環境を改善させるような新たな作用機序をもった薬剤の開発につながることが期待される．

文献

1) Qin J, et al：Nature, 464：59-65, 2010
2) Kim YG, et al：Science, 356：315-319, 2017
3) Gilbert JA, et al：Nature, 535：94-103, 2016
4) Blumberg R & Powrie F：Sci Transl Med, 4：137rv7, 2012
5) McGuckin MA, et al：Nat Rev Microbiol, 9：265-278, 2011
6) Ayabe T, et al：Trends Microbiol, 12：394-398, 2004
7) Macpherson AJ, et al：Annu Rev Immunol, 36：359-381, 2018
8) Cerutti A, et al：Annu Rev Immunol, 29：273-293, 2011
9) Hapfelmeier S, et al：Science, 328：1705-1709, 2010
10) Wijburg OL, et al：J Exp Med, 203：21-26, 2006
11) Okai S, et al：Nat Microbiol, 1：16103, 2016
12) Wei M, et al：Nat Immunol, 12：264-270, 2011
13) Palm NW, et al：Cell, 158：1000-1010, 2014
14) Moor K, et al：Nature, 544：498-502, 2017
15) Peterson DA, et al：J Biol Chem, 290：12630-12649, 2015
16) Cullender TC, et al：Cell Host Microbe, 14：571-581, 2013
17) Peterson DA, et al：Cell Host Microbe, 2：328-339, 2007

Profile　筆頭著者プロフィール

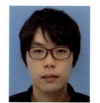

石垣佳祐：2014年3月に帯広畜産大学獣医学課程を卒業し，獣医師免許を取得．同年4月より大阪大学大学院医学系研究科に進学し，'18年に学位取得〔博士（医学）〕．'17年4月から'18年3月まで日本学術振興会特別研究員（DC2）．同年4月から東京大学定量生命科学研究所免疫・感染制御研究分野の特任研究員を経て，同年7月から同分野助教．現在は腸管IgAが腸内細菌を識別・制御するメカニズムの解明をめざして研究中．

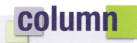

書いてしまうと当然のことではあるが，すべての動物に腸管は存在しており，腸内エコロジーの維持が重要なのはなにもヒトに限ったことではないと言える．例えば農水省の統計を見ると，子牛（特に肉牛）の疾病件数のなんと約半数が下痢症や腸炎を含む消化器疾患であった．実際に獣医学生時に農家さんを回った際にも，下痢で脱水状態になった子牛の治療が非常に多かった．罹患した子牛は助かったとしてもその後の成長が遅れるなど生産者への経済的ダメージは非常に大きいのだが，厄介なことに発症にはさまざまな要因が絡み合うため，原因が明らかにならないことも多い．このようにウシをはじめとした家畜や，イヌやネコなどの愛玩動物の腸内細菌叢や腸管免疫機構に関してはいまだ謎も多い．もちろん食性や腸管構造の違いなど考慮しなければならない点は多々あるが，ヒトやマウスで得られた知見もいつか獣医・畜産領域に還元できればいいなと妄想している．　　　　（石垣佳祐）

特集　急増する炎症性腸疾患に挑む

腸内エコロジーを支える生物間代謝経路

山田恭央，長谷耕二

われわれの腸内には宿主の細胞を上回る数の常在微生物群が生息し，1つのエコロジー（生態系）を構築している．健常な腸内細菌叢は消化補助や免疫系の成熟促進など宿主に多大な利益をもたらすが，腸内細菌の侵入や構成異常は炎症性腸疾患をはじめとする疾患の増悪因子となる．そのためわれわれの体は，腸内エコロジーを制御するための多様な機構を備えている．本稿では，宿主と腸内細菌の相互作用による健常な腸内エコロジーの維持とその破綻による炎症性腸疾患の発症について，最新の知見をもとに考察する．

キーワード　腸内細菌，短鎖脂肪酸，ムチン，酸素，生物間代謝経路

はじめに

哺乳類の大腸は，恒温・多湿で定期的に栄養が供給される理想的な細菌培養器官となっている．宿主が口から摂取した栄養の多くは消化酵素による分解を経て小腸で吸収されるが，その残渣や宿主の消化酵素では分解できない難消化性多糖類は大腸に到達する．ヒト腸内細菌叢は1人当たり宿主の10倍から50倍に相当する20〜100万もの遺伝子を有し[1]，これらの未消化物を分解し短鎖脂肪酸などの有益な代謝物を産生する．腸内細菌叢は，未消化物からのエネルギー抽出以外にも，宿主免疫系の成熟促進や感染防御といった重要な役割を担うことから，「隠された器官」などと称される[2]．このように宿主と細菌叢が相利共生関係（symbiosis：シンバイオーシス）を築いている状態に対し，腸内細菌叢が宿主にとって好ましくない構成変化を起こした状態をdysbiosis（ディスバイオーシス）とよぶ．

1 炎症性腸疾患におけるdysbiosis

dysbiosisは肥満，糖尿病，関節リウマチ，自閉症スペクトラム障害など全身のさまざまな疾患において認められるが，特に炎症性腸疾患（inflammatory bowel diseases：IBD）では顕著である[3]〜[5]．IBD患者におけるdysbiosisの特徴として，α多様性※の低下，Firmicutes門細菌（特にClostridiales目菌）の減少，そしてProteobacteria門細菌（特にEnterobacteriaceae科細菌）の増加が挙げられる[5]．大腸炎がdysbiosisを誘導する一方，dysbiosis状態の腸内細菌は腸炎を誘発・増悪することから[6]〜[8]，dysbiosisと大腸炎は悪循環の関係にあるといえる．

炎症がdysbiosisを引き起こす要因として，管腔内が好気的環境にシフトすることが挙げられる[9]．健康なヒトでは大腸は嫌気的になっており[10]，Clostridia綱やBacterodetes門に属する偏性嫌気性細菌が優占的

※　**α多様性**
1つの生態系内の種の豊富さ（種多様性）をさす言葉．腸内細菌の場合には，1個体由来の検体（糞便や腸管内容物など）なかに含まれる種の多様性を表す用語としてしばしば用いられる．

Symbiotic metabolism secures intestinal ecology
Takahiro Yamada/Koji Hase：Division of Biochemistry, Graduate School of Pharmaceutical Science, Keio University
（慶應義塾大学大学院・薬学研究科・生化学講座）

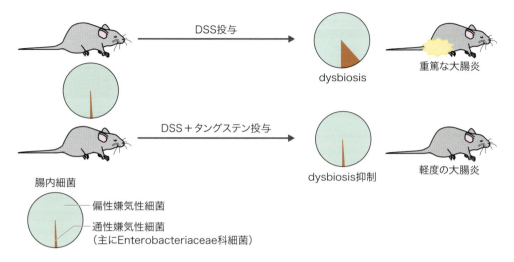

図1 腸内細菌の制御による大腸炎の抑制[13]
マウスにDSSを飲水投与すると大腸炎を発症する．同時にタングステンを投与すると，Enterobacteriaceae科細菌の過増殖が抑制されて，大腸炎の発症が抑制される．

に生息する一方，主にProteobacteria門に属する通性嫌気性細菌は数％程度となっている．腸炎が起きると，腸管上皮によって活性酸素種や活性窒素種が管腔側に産生される[11]．また健常時には体内の酸素は上皮層での消費により管腔側への流出が遮断されているが，炎症時には上皮層の機能不全や出血によって体内の酸素が管腔内に漏れ込む．デキストラン硫酸（DSS）誘導性大腸炎下のマウス腸内細菌では，硝酸還元酵素など酸化還元反応を担う酵素に広く要される補酵素モリブドプテリンの関連遺伝子の増加がみられる[8]．実際に，IBD患者においても酸化ストレス関連遺伝子群の増加が報告されている[12]．

dysbiosisが大腸炎を悪化させる一因に管腔内の酸素環境変化に伴うEnterobacteriaceae科（腸内細菌科）細菌の過増殖があげられる．Enterobacteriaceae科細菌の好気呼吸依存的な増殖にはモリブドプテリンを補因子とする酵素群が必須であり，その活性中心にはモリブデン（元素記号Mo）が存在する．一方，タングステン（元素記号W）はモリブデンと置き換わることでモリブドプテリン関連酵素の働きを特異的に阻害し，Enterobacteriaceae科細菌の好気呼吸依存的な増殖を抑制する[13]．Zhuらはこの現象に着目し，DSSとともにマウスにタングステンを飲水投与した（図1）．DSS

飲水により大腸炎を発症させたマウスでは大腸菌などEnterobacteriaceae科細菌の過増殖が起こるが，タングステンの投与により顕著に抑制された．注目すべきことに，タングステンの投与によって大腸炎の進行が顕著に抑制された．このように，dysbiosisの制御によって大腸炎の発症を防ぐことが可能であることが明らかとなった．

2 腸内細菌による短鎖脂肪酸の産生

dysbiosisが腸炎を増悪する一方，健常な腸内細菌叢は短鎖脂肪酸の産生によって健常な腸内環境の維持に寄与する[14]．腸内細菌は水溶性食物繊維やレジスタントスターチ，オリゴ糖といった難消化性多糖類を発酵代謝することで短鎖脂肪酸を産生する．短鎖脂肪酸は無菌マウスではほとんど検出されないが，健常なヒトやマウスでは大腸管腔において合計100 mM程度の濃度で存在する．短鎖脂肪酸はC2-6の炭素鎖をもつカルボン酸と定義され，腸内では主に酢酸（C2），プロピオン酸（C3），酪酸（C4）が産生される．短鎖脂肪酸は腸管上皮細胞のエネルギー源になる他，Gタンパク質共役型受容体（GPR）のリガンドとして作用する．これらの短鎖脂肪酸はいずれもGPR41やGPR43を活

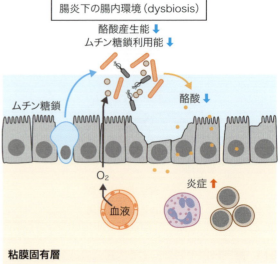

図2 生物間代謝経路による健常な腸内環境の維持とその破綻
健常時，腸内細菌は食物繊維や宿主由来のムチン糖鎖から豊富に酪酸を産生する．酪酸は再び宿主に吸収され，上皮のバリア機能を高め，免疫系を制御する．一方腸炎時にはdysbiosisによって腸内細菌によるムチン糖鎖利用や酪酸産生能が低下することで，酪酸が不足し，腸炎が増悪・慢性化する．

性化する[15]．酪酸はこの他に，GPR109AやPPARγの活性化，そしてヒストン脱アセチル化酵素（HDAC）の阻害といった作用をもち[16〜18]，これらの多様な作用を介して抗炎症作用を発揮する．酪酸の浣腸は潰瘍性大腸炎（ulcerative colitis：UC）患者において腸炎症状を緩和させることが30年近くも前に報告されているが[19)20)]，近年になってようやくその分子機序が明らかになりつつある（図2）．

3 酪酸による腸管免疫制御作用

酪酸は大腸においてナイーブT細胞を末梢誘導性RORγt⁺制御性T細胞（Treg）に分化誘導する[21)22)]．酪酸はナイーブT細胞に直接作用し，HDAC阻害活性によってTregのマスター転写因子Foxp3の発現を促進する．加えて酪酸は樹状細胞上のGPR109Aを活性化し，レチノイン酸やIL-10の産生を促すことで，IL-10産生性Tregの誘導に寄与する[16]．CD45RB^{high}T細胞誘導性大腸炎モデルマウスに酪酸化スターチを混餌投与すると，Treg依存的に大腸炎症状が抑えられる[21]．このことから，酪酸の多彩な抗炎症作用のなかにおいて，Tregの分化誘導作用は特に大腸炎の抑制に重要と考えられる．

粘膜面のIgA⁺形質細胞は1日に5gもの二量体の分泌型IgA（secretary IgA：S-IgA）を産生する．腸管でS-IgAは常在細菌の定着をサポートし，腸内細菌叢の構成制御や多様化の促進を担う[23)24)]．一方，感染性細菌に対しては排斥的に働き，IBD患者においては炎症誘導性の細菌群に結合するS-IgAの産生が増加する[25]．酪酸などの短鎖脂肪酸はナイーブB細胞のIgA⁺形質細胞への分化を促進する[26]．高繊維食を与えたマウスでは，小腸および大腸のIgA⁺形質細胞が増加し，IgA結合細菌の割合が増加する．同様の効果は短鎖脂肪酸カクテルやプロピオン酸の飲水投与でもみられる．これは短鎖脂肪酸がナイーブB細胞においてHDACの阻害により*Aicda*や*Igh*の発現を促進することに加えて，分化のためのエネルギー源となるためとされている．また，酢酸はGPR43を介して樹状細胞によるレチノイン酸の産生を促し，IgAクラススイッチを誘導する[27]．このように，短鎖脂肪酸は多様な分子機序を介してIgA⁺形質細胞の分化誘導をする．

4 酪酸による嫌気的環境の維持

腸管上皮層は腸内環境と生体内の境界面を形成するバリアとして機能する．短鎖脂肪酸は上皮バリア機能の増強においても主要な役割を果たすが，詳細については過去の総説を参照されたい[28]．上皮バリアは管腔内の細菌や菌体成分の体内への侵入を防ぐのみならず，体内から管腔内への酸素の流出を抑制する．さらに酪酸は腸管上皮においてPPARγシグナルを活性化することで，β酸化による酸素消費を促し，生体から管腔内に酸素がリークすることを防ぐ[29]．またPPARγはiNOSの発現を低下させることで，通性嫌気性菌による硝酸利用を防ぐ．これらの作用によって，酪酸は偏性嫌気性細菌に適した腸内環境を維持し，通性嫌気性細菌の過増殖を防ぐ．さらに上皮細胞内の酸素濃度の低下によりHIF-1が安定化することで，上皮の密着結合（タイトジャンクション）を増強しバリア機能を高める[30]．主要な酪酸産生菌である Clostridium クラスター IV，XIVa（主にLachnospiraceae科）細菌は偏性嫌気性であることから，これらの細菌群は酪酸を産生することで自らの定着に適した嫌気的環境を保っていると考えることができる．

5 粘液層による腸内生態系の維持

腸管上皮の杯細胞が分泌するムチンは上皮表面を覆う粘液層を形成し，腸内細菌を含む管腔内容物を生体から物理的に隔離する．これによって上皮への物理的ストレスや感染性細菌の接着・侵入，常在細菌への不必要な炎症応答を防いでいる．腸管の主要な分泌型ムチンであるMuc2は大量のO結合型糖鎖修飾を受けており，分子量の70％程度を糖鎖成分が占める．粘液層の内層ではムチンが密に重合しほぼ無菌になっている[31]．Muc2の欠損マウスでは腸管の粘液層形成不全によって腸内細菌が上皮に直接接着・侵入し，大腸炎を自然発症する[32]．

粘液層の内層とは対照的に，外層は細菌の「足場」として機能し，常在菌が生息する場となっている．Bacteroides fragilis は莢膜（真正細菌がもつ，細胞壁の外側にある膜）をIgAに認識されることで，粘液層に繋ぎ止められ定着を補助される[24]．commensal colonization factors（常在菌定着因子）と称される一連の遺伝子群を欠損した B. fragilis では莢膜が薄化し，IgAを介した定着補助が消失する．一部の常在菌は粘液層奥まで進み絨毛基底のクリプト内にまで到達する．クリプト内ニッチに先に定着した Bacteroides thetaiotaomicron は，後から腸内に到達した同種菌と比べて競合優位になることから[33]，クリプト内ニッチの存在は常在菌の安定した定着を助けていると考えられる．

6 発酵基質としてのムチン

ムチンは前述したようにバリアや細菌の住処となる他，腸内細菌の栄養としての役割を有する．Akkermansia muciniphila や B. thetaiotaomicron といったヒト常在菌はムチン糖鎖を代謝利用するための遺伝子群を保有している．Desaiらは，A. muciniphila や B. thetaiotaomicron を含む主要なヒト常在細菌14種をマウスに定着させたノトバイオートマウスを作製し，食物繊維を含まない餌（無繊維食）と通常飼料をそれぞれ与えた．その結果，無繊維食を与えたマウスでは，ムチン分解菌の増加に伴い粘液層の内層が顕著に薄くなっていた[34]．粘液層の薄化は軽度の炎症や Citrobacter rodentium 感染防御の低下につながった．限られた数の菌種を用いた観察結果ではあるものの，以上の結果は常在菌によるムチンの過剰分解が粘液層のバリア機能低下を招くことを示唆している[34]．

ムチンの過度な分解は感染リスクを増大させる可能性があるものの，われわれは，生理的条件下でのムチンの適度な分解利用は腸内短鎖脂肪酸の産生において重要であることを見出している．腸内細菌による短鎖脂肪酸の産生源として，食物中の難消化性多糖類が知られてきた．しかしながら，マウスに無繊維食を与えても，盲腸内の短鎖脂肪酸濃度は半分程度に低下するのみである．したがって，食物繊維以外にも短鎖脂肪酸産生のための発酵基質が腸内に存在するものと予想し，ムチンが内因性の発酵基質として資化されることで，短鎖脂肪酸が産生されるとの仮説を立てた．この仮説を検証するため，ムチンをマウスに混餌投与したところ，酪酸を含む短鎖脂肪酸の腸内濃度が増加した

（山田ら，投稿中）．さらに，ムチンを投与したマウスでは対照群と比べて大腸粘膜固有層におけるTregやIgA⁺形質細胞の割合が増加していた．これらの細胞群は酪酸によって誘導されることから，ムチンは酪酸産生を促すことで大腸免疫系を制御していると考えられた．以上の結果からわれわれは，宿主が産生しているムチンの糖鎖が腸内細菌に発酵利用されることで酪酸になり，酪酸はさらに再吸収されることで宿主の免疫恒常性の維持に寄与しているというサイクルを想定している．われわれはこの宿主－細菌の代謝経路に跨る酪酸産生経路に「生物間代謝経路（symbiotic metabolism）」と名付けている．

7 炎症性腸疾患における腸内酪酸産生の低下メカニズム

われわれはIBD患者における腸内環境変化を調べるために，IBDの二大疾患であるクローン病（Crohn's disease：CD）およびUC患者の糞便中細菌叢，短鎖脂肪酸，ムチン成分（総量および構成）を解析した．CD，UC患者ともに健常者と比べて糞便中の酪酸濃度が低下していた．健常者では10〜20 mM程度の酪酸が存在したが，活動期の患者の半数近くでは検出限界以下であった．この際，酢酸やプロピオン酸については有意な減少は認められなかった．健常者の腸内細菌叢では酪酸産生菌群（主に*Faecalibacterium prausnitzii*）が20％程度の割合を占めていたが，活動期のCD患者の多くでは本菌がほとんど検出されないことから，酪酸産生菌の消失がCD患者における酪酸産生低下の原因と考えられた．一方，UC患者では*F. prausnitzii*の低下は認められなかった（山田ら，投稿中）．そこでムチンに着目したところ，酪酸産生が低下しているUC患者では腸内細菌によるムチン糖鎖利用が低下していた．前節で述べたようにムチンは酪酸産生のための発酵基質になることから，腸内細菌によるムチン糖鎖利用の低下がUCにおける酪酸産生低下の原因と考えられる（**図2右**）．このように，酪酸産生の低下はCD患者とUC患者で共通して認められるものの，その病理メカニズムは明らかに異なっている．

おわりに

近年dysbiosisがさまざまな疾患の増悪因子になっていることが判明してきたことから，腸内細菌が治療標的として着目されてきている．しかしながら，前述してきた炎症性腸疾患における例のように，dysbiosisの背景には，それを促し慢性化させる腸内環境異常がある．今後，腸内細菌叢の構成を決定する腸内環境因子の理解が進むことで，より精密な腸内細菌の制御法およびそれに基づいた新たな治療法が確立されることが期待される．

文献

1) MetaHIT consortium.：Nature, 528：262-266, 2015
2) Honda K & Littman DR：Annu Rev Immunol, 30：759-795, 2012
3) Levy M, et al：Nat Rev Immunol, 17：219-232, 2017
4) Gevers D, et al：Cell Host Microbe, 15：382-392, 2014
5) Garrett WS, et al：Cell, 131：33-45, 2007
6) Elinav E, et al：Cell, 145：745-757, 2011

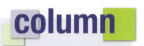

腸内環境を調べるのは難しい．特に酸素のように，外気に含まれる気体を定量するのは困難である．測定法の一つとして，Kalantar-Zadehらが開発したような非消化性小型ガスセンサーの使用が挙げられる[10]．もう一つ，定性的だがより簡便な方法として，Bäumlerらのように細菌の株間競合を利用する方法が挙げられる[9)11)29)]．彼らは好気呼吸・硝酸利用能が欠損した大腸菌株を作製し，1対1の割合で野生型株とともにマウスに投与した．管腔内の酸素分圧や硝酸濃度が増加するほど欠損株に比べて野生型株の方が競合優位になり，割合が増加する．糞便中の2株の割合（競合指数）を腸内環境を測る指標とすることで，Bäumlerらは腸内細菌－酪酸－酸素環境の関係性を解明した．

（山田恭央）

7) Hughes ER, et al：Cell Host Microbe, 21：208-219, 2017
8) Byndloss MX & Bäumler AJ：Nat Rev Microbiol, 16：103-110, 2018
9) Kalantar-Zadeh K, et al：Nat Electron, 1：79-87, 2018
10) Winter SE, et al：Science, 339：708-711, 2013
11) Morgan XC, et al：Genome Biol, 13：R79, 2012
12) Zhu W, et al：Nature, 553：208-211, 2018
13) Yamada T, et al：J Biochem, 160：1-10, 2016
14) Blad CC, et al：Nat Rev Drug Discov, 11：603-619, 2012
15) Singh N, et al：Immunity, 40：128-139, 2014
16) Alex S, et al：Mol Cell Biol, 33：1303-1316, 2013
17) Candido EP, et al：Cell, 14：105-113, 1978
18) Harig JM, et al：N Engl J Med, 320：23-28, 1989
19) Scheppach W, et al：Gastroenterology, 103：51-56, 1992
20) Furusawa Y, et al：Nature, 504：446-450, 2013
21) Ohnmacht C, et al：Science, 349：989-993, 2015
22) Kawamoto S, et al：Immunity, 41：152-165, 2014
23) Donaldson GP, et al：Science, 360：795-800, 2018
24) Palm NW, et al：Cell, 158：1000-1010, 2014
25) Kim M, et al：Cell Host Microbe, 20：202-214, 2016
26) Wu W, et al：Mucosal Immunol, 10：946-956, 2017
27) 長谷耕二：実験医学「生体バリア」（清野　宏，植松　智／編），pp1137-1142, 羊土社, 2017
28) Byndloss MX, et al：Science, 357：570-575, 2017
29) Kelly CJ, et al：Cell Host Microbe, 17：662-671, 2015
30) Johansson ME, et al：Proc Natl Acad Sci U S A, 105：15064-15069, 2008
31) Van der Sluis M, et al：Gastroenterology, 131：117-129, 2006
32) Whitaker WR, et al：Cell, 169：538-546.e12, 2017
33) Desai MS, et al：Cell, 167：1339-1353.e21, 2016

Profile

筆頭著者プロフィール

山田恭央：2015年に慶應義塾大学薬学部を卒業後，同大学大学院生化学講座に所属．平成29年度日本免疫学会・免疫学博士課程学生支援採択者．高校生の頃に『微生物の狩人』を読み，生命科学に興味をもつ．その後共生微生物に惹かれ，大学院では長谷耕二教授のもと腸内細菌と宿主の相互作用の研究に従事している．

特集 急増する炎症性腸疾患に挑む

飽食の時代の疾患
絶食・再摂食研究からのアプローチ

土肥多惠子

絶食時，消化管は初期状態にあるが，摂食刺激によって劇的な形態の変化および細胞回転を起こし，食物を残さず吸収するための機能を発揮する．この絶食・再摂食に対する応答機構は，消化器疾患のみならず，現代の代謝疾患や免疫疾患の病因・病態研究において重要な問題であるとともに，予防・治療法開発の標的ともなる可能性があり，現在，細胞・個体レベルでメカニズム解明がさかんに進められている．さらに，疾患モデルを用いて，間欠的絶食による炎症や代謝異常の治療効果も報告されており，ヒトへの臨床応用も考えられている．

キーワード 消化管上皮細胞，細胞回転，絶食，乳酸，エネルギー代謝

■ はじめに

消化器は生命体の起源とも言え，原始的な生物からわれわれヒトに至るまで，最も基本的な器官である．消化管の機能は取り込んだ栄養源は余すところなく消化し，吸収し尽くすことであり，どんなに大量を食しても，栄養成分は小腸末端に達する前に吸収し尽くされる．食物が有り余る現代社会でも，生物としての基本的なこの機能は変わることがない．しかし，間欠的な絶食期間という，生物として当然存在するはずの状態が現代のヒトには欠如している．本稿では，このギャップがさまざまな疾患を起こしているのではないだろうか，という観点から論じてみたい．

1 絶食・再摂食に対する消化管の応答がなぜ重要か

消化管の上皮細胞は幹細胞が分裂しさらに分化を遂げることによって，絶えず更新されており，3〜5日ですべての細胞が入れ替わるとされている．しかし，この自己再生は，経口摂食に依存している．絶食中は小腸では細胞の再生が低下し，大腸ではほぼ停止する．小腸の形態も大きく変化する．絶食中は，絨毛が少なく内腔は比較的平坦であるが，再摂食をはじめると，たちまち絨毛数が増加し長くなり，全体として腸管壁は厚くなりその重量を増す．一方，野生動物は冬眠や渡り鳥の長距離移動など，長期にわたる絶食を生き延びる．海洋魚も餌を求めて長期間絶食のまま泳ぎ続けるという．冬眠動物の小腸は萎縮状態だが，再摂食をはじめると，たちまち多数の丈の高い絨毛をもつようになる．

このようにみてみると，一定期間の絶食サイクルは生理的なものであり（いわゆる飢餓による低栄養とは区別される），消化管は絶食時が初期状態であり，摂食刺激で急速な応答を起こし，劇的な形態変化とともに食物を残さず吸収できるようにその機能を発揮するのだ，と改めて認識しなくてはならない（**図1**）．消化器病学の研究も，絶食・再摂食メカニズムの理解なくしては成り立たない．

現代社会では食物が昼夜を構わず必要以上に供給さ

Diseases of the age of food satiation: Approach from analyses of responses to fasting-refeeding
Taeko Dohi：National Center for Global Health and Medicine/Keio University Faculty of Pharmacy（国立国際医療研究センター研究所/慶應義塾大学薬学部）

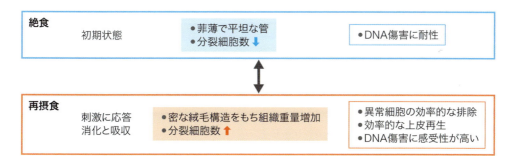

図1 摂食応答研究の重要性
消化管は絶食時が初期状態であるという認識が重要である．消化管は，摂食刺激があってはじめて劇的な形態変化を起こし，食物を残さず吸収するための機能を発揮する．

れる．野生動物や狩猟採集生活のヒトは，空腹に耐えつつ食物を求めて体を動かす一定の期間があるはずだが，われわれの生活にはほとんどない．絶食時間のない状況─飽食─に生物としてのヒトの消化吸収機能は適応していない．飽食社会であっても，ひとたび災害が起これば食料供給が停止する可能性があるから，生物としての進化が今後も飽食に適応するとは考えにくい．近年の先進国を特徴づける数々の疾患は，消化管が絶食という初期状態におかれている時間がきわめて短くなり本来の生物機能が過剰な栄養摂取に適応できないことが関与しているのではないだろうか．この考えを支持する事象として，bariatric surgeryの効果があげられる．これは，急増する高度肥満の外科治療として食事摂取量を減らすために行われる方法である．胃の縫縮や小腸バイパス手術などいくつかの方法があるが，胃上部と小腸下部をつなぎ胃・十二指腸を盲端（端が閉じている状態）とするバイパス手術の効果が特に高い．注目される点は，体重減少がみられる以前の術後早期から耐糖能（血中の糖の処理能力）が高率に改善することである．この事実は，小腸上部の摂食応答異常が肥満や糖尿病など代謝異常の原因であることを明確に示している．バイパスにより小腸管腔内を食物が通らない状態は絶食状態と同等といえ，小腸をこの初期状態に戻すことが代謝異常の改善につながっているといえる．この効果をもたらすメカニズムとしては今のところ，腸内細菌叢と胆汁酸の変化が報告されている．

このように，消化管の絶食−再摂食サイクルのしくみを理解することは，全身の疾患の病因・病態理解にも直接つながると筆者は考えている．

2 絶食・再摂食に対する消化管の応答機構

❶ 小腸形態の応答

マウスでは24〜36時間の絶食で絨毛は減少し短縮するが，再摂食後，約2時間で数を増やし，長さも数倍になる．この機構として，glucagon-like peptide-2（GLP-2）が必須であることが示されており[1]，新たな遺伝子発現や細胞分裂の亢進はみられるが，それだけでは，かくも短時間での劇的な形態変化を説明するに十分ではない．ヘビを用いた摂食応答の研究グループは，摂餌量と消化吸収に費やされるエネルギーは相関しており，F-アクチンなどの細胞骨格タンパク質の配列が，再摂食刺激により変化し，微絨毛が形成されるのではないかと提唱している[2]．

❷ 大腸の応答

マウス実験で，24〜36時間の絶食後，大腸では形態の変化は顕著でないが，絶食により上皮細胞分裂がほぼ完全に停止する．興味深い点は，分裂細胞数は再摂食後6時間程度で定常時のレベルに戻った後も増加し続け，12〜24時間後まで一過性の過増殖が続き，その後低下してゆくことである[3]．その間大腸粘膜の厚さは変わらないので，細胞回転速度が一過性に亢進している．この応答には菌叢と食物繊維が必要であり，

再摂食時は特に乳酸産生菌が大腸で過増殖している．この機構について，われわれは，再摂食後の過増殖には管腔内での乳酸の増加が必要であり[3]，乳酸には絶食状態の上皮前駆細胞の生存を支持する作用があることをin vitroでも確認している[4]．乳酸は解糖系の代謝産物としてさまざまな細胞から産生されるが，筋肉や精巣では，組織内の異なる細胞種間で乳酸がやりとりされ，この機構は乳酸シャトルとよばれてきた．同様な細胞間の乳酸のやりとりが，腫瘍細胞とM2型マクロファージ[5]，さらにはパネート細胞と小腸幹細胞[6]との間にもあることが報告されている．乳酸はエネルギー源として利用されるだけでなく，細胞内で低酸素誘導因子Hif1α下流のセンサー分子によって感知されるなど[7]，細胞分化・増殖シグナルともなる．絶食・再摂食後の大腸内菌叢由来の乳酸も，同様な機序で上皮細胞の過増殖反応を誘導していると考えられる．

3 消化管傷害における絶食・摂食応答の応用

前述のように絶食中は消化管の細胞回転が低下し，再摂食時には再び細胞分裂がはじまる．DNA傷害は，DNA複製が行われる細胞分裂時に起こる確率が高いことから，絶食時は放射線や抗がん剤によるDNA傷害に対し比較的耐性となる（図1）．一方，再摂食後大腸での一過性過増殖期は，DNA傷害への感受性が高まるが，異常な細胞を積極的に排除する機構でもある．実際，動物モデルではタイミングよく間欠的絶食することによって，放射線照射や発がん剤の副作用としての腸管傷害や，変異原物質投与による大腸発がんを，非常に効率よく予防することができる（図2および文献3）．また，デキストラン硫酸（DSS）飲水内投与腸炎モデルの回復期に36時間絶食させることで，上皮細胞の修復を促し，炎症反応も抑制される[4]．再摂食の際，乳酸アミロースを投与して大腸内乳酸濃度を高めるとさらに修復が促進されるが[4]，腸炎緩和のメカニズムは，大腸上皮修復促進以外にもある．DSS腸炎モデルではインフラマソーム活性化が重要であるとされているが，ケトン体によって，あるいは絶食中のヒトでインフラマソーム活性化が抑制されるというデータもすでに示されており[8,9]，絶食は自然免疫系の抑制にも働

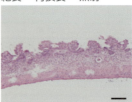 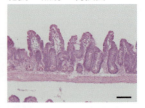

図2 放射線照射による消化管傷害を絶食で軽減できる

絶食中あるいは再摂食中にマウスに12 Gyのγ線照射（全身）を行い，4日後に回腸を採取し，ホルマリン固定パラフィン切片のヘマトキシリン-エオジン染色を行った．再摂食中の照射では上皮細胞がほとんど脱落しているが，絶食中の照射ではよく保存されている．

いていると考えられる．摂食という行動がすなわち侵襲や感染の機会でもあることから，免疫系の絶食・再摂食応答は生物として基本的な機能であるにもかかわらず，今のところ研究報告は多くない．最近，細菌感染モデルでは絶食が病態改善に作用し，ウイルス感染の場合は逆であると報告もあり[10]，免疫系および炎症性疾患における絶食・再摂食時の変化は今後も詳細に理解を深める必要がある．

4 免疫細胞の代謝から見た絶食の効果

絶食の炎症性腸疾患への応用に向けては，さらなるデータの蓄積が必要だが，近年，免疫学では細胞レベルにおける代謝解析の研究が進んでおり，それをもとに考察してみよう．

エネルギー供給の形とその代謝経路は，細胞増殖・分化・機能と深くかかわっている（図3）．細胞の栄養源として，グルコースは細胞質の解糖系で嫌気的に分解されATPとともにタンパク質・DNA・脂質の合成前駆体を生成し，また乳酸を細胞外に排出する．一方，アミノ酸は分解を受けてミトコンドリアにおけるTCAサイクルの基質となる．これに対して，脂肪酸は，ミトコンドリア内でβ酸化を受けた後，TCAサイクルと酸化的リン酸化反応を経てATPに効率的に変換される．

急性感染症における免疫システムの活性化は，免疫担当細胞の代謝リプログラミングともいえる応答である[11]．ヘルパーT細胞や細胞傷害性T細胞の活性化に

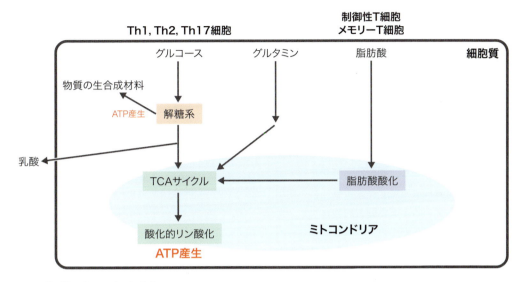

図3 代謝経路とT細胞分化
ヘルパーT細胞など活性化T細胞のエフェクター機能は，解糖系に依存している．一方，制御性T細胞やメモリーT細胞は，脂肪酸を利用するミトコンドリアの酸化的リン酸化によるエネルギー産生で維持されている．グルコース取り込みの阻害や解糖系の遮断によって，T細胞のエフェクター機能は減弱し，制御性T細胞が増加する．

際し，細胞内の代謝は，グルコースを優先的に利用する解糖系へ切り替えられる（Warburg効果と同様）．また，アミノ酸，特にグルタミンも，炎症性サイトカインなど活性化に伴うタンパク質合成とエネルギー供給のため多大に消費されるようになる．これらの応答の要となっているのが，栄養シグナルmTOR（mammalian target of rapamycin）の活性化である．同様な機構が，B細胞活性化，M1型（炎症型）マクロファージ分化，樹状細胞活性化，NK細胞の活性化でも多数報告されている．一方，制御性T細胞やメモリーT細胞は，解糖系ではなく主に脂肪酸代謝によるミトコンドリア内での代謝経路に依存している．mTOR阻害剤ラパマイシンにより，エフェクターT細胞分化は阻害され，制御性T細胞が増加する．これらの事実は，炎症や感染などに対して抵抗するための免疫システム活性化には，解糖系を用いて即時にエネルギーと生合成原料を供給する必要があり，一方，ストレスの低い定常状態の維持には脂肪酸をエネルギー源として効率的に利用していると理解できる．よって，栄養シグナルの遮断は活性化した免疫応答の鎮静化をもたらすと考えられる．

過剰な免疫応答が持続している慢性炎症性疾患では，T細胞の異常な活性化がその病態を形成していることが多い．その代謝解析によると，多発性硬化症患者のT細胞では解糖系／mTOR経路が亢進しており，多発性硬化症や乾癬に有効な薬剤は，解糖系を阻害することがわかっている[12]．関節リウマチでも，T細胞は，解糖系に依存しており関節腔内の環境に代謝適応した異常なリンパ球であると報告されている[13]．

現在，炎症性腸疾患を含め，慢性炎症における免疫細胞のエネルギー代謝（解糖系や酸化的リン酸化）を標的にした薬剤の開発や再適用がさかんに研究されている．一方，間欠的絶食では，薬剤開発のコストなく，副作用のリスクも少なく，確実な栄養シグナルの遮断が可能であり，T細胞の活性化抑制を図ることができるはずである．実際，リウマチ患者では，以前より絶食が有効であることが知られており，7～10日間の絶食期間の後菜食を継続することにより，関節痛などの症状が和らぎ急性炎症マーカーである血液CRP値も改善した[14]．多発性硬化症のモデルであるマウスEAE（experimental autoimmune encephalomyelitis）では，33～60％の摂取カロリー制限や2～7日間の食

餌を絶食に相当するものに置き換えることによって，自己免疫性T細胞がアポトーシスに陥り減少し炎症の抑制がみられている[15]．現在，同様な研究がさまざまな自己免疫疾患で行われている．

おわりに

間欠的絶食は，消化管上皮細胞のみならず全身の代謝を変化させて細胞を修復し，初期状態にリセットする．われわれは，絶食によってパイエル板リンパ球が減少することを示している．また間欠的絶食サイクルによって，血球系や神経系細胞のrenewalがみられると報告されている[16]．さらに，絶食が，脂肪酸化を促すことによって，小腸幹細胞で老化を防止していることも示された[17]．誌面の都合で，間欠的絶食による寿命の延長・代謝異常の改善や，オートファジーの関与については詳述しなかったが，新しい知見が蓄積されつつある．これらの結果は，間欠的絶食によって細胞老化が抑制され，多様な疾患予防につながることを示唆している．今後，間欠的絶食の有益面とそうでない面についてさらなる理解を深め，応用を図ることにより，コストのかからない治療法・予防法・副作用防止法の開発が多方面で期待できる．

文献

1) Bahrami J, et al：Gastroenterology, 138：2447-2456, 2010
2) Secor SM：J Exp Biol, 211：3767-3774, 2008
3) Okada T, et al：Nat Commun, 4：1654, 2013
4) Okada T, et al：J Clin Biochem Nutr, 61：100-107, 2017
5) Colegio OR, et al：Nature, 513：559-563, 2014
6) Rodríguez-Colman MJ, et al：Nature, 543：424-427, 2017
7) Lee DC, et al：Cell, 161：595-609, 2015
8) Youm YH, et al：Nat Med, 21：263-269, 2015
9) Traba J, et al：J Clin Invest, 125：4592-4600, 2015
10) Wang A, et al：Cell, 166：1512-1525.e12, 2016
11) Buck MD, et al：J Exp Med, 212：1345-1360, 2015
12) Kornberg MD, et al：Science, 360：449-453, 2018
13) Weyand CM, et al：Curr Opin Immunol, 46：112-120, 2017
14) Kjeldsen-Kragh J, et al：Lancet, 338：899-902, 1991
15) Choi IY, et al：Cell Rep, 15：2136-2146, 2016
16) Brandhorst S, et al：Cell Metab, 22：86-99, 2015
17) Mihaylova MM, et al：Cell Stem Cell, 22：769-778.e4, 2018

Profile

著者プロフィール

土肥多惠子：大阪医科大学卒業．フレッド・ハッチンソン癌センター研究員，アラバマ大学免疫ワクチンセンター客員准教授をへて，国立国際医療研究センター研究所 消化器疾患研究部長として，消化管の病態生化学・免疫学研究に従事．2018年より現職．

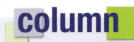

生物学者 S. M. Secor と J. Diamond（『銃・病原体・鉄』や『Why is Sex Fun?: the Evolution of Human Sexuality』などベストセラーの筆者でもある）は，摂食応答研究のモデルとして *Burmese python*（大型のニシキヘビ）を用いた研究をはじめた．このヘビは，数カ月にもわたる絶食の後，自身のbody massの20～25％にもおよぶ400～1,000gの動物を餌として呑み込むと，また絶食期に入る．文献2の記事では，ヘビの摂食の際の変化が，個体の写真，消化管の肉眼所見，微絨毛の電顕所見などで，わかりやすく，かつ生々しく示されており，まさしく絶食中が消化管のデフォルト状態であることを実感できる．彼らはヘビの摂食応答の研究の成果を生かして摂食直後の極端な高脂血症や高血糖をヘビがどのように克服するかを解明し，動物生理学研究のみならず糖尿病治療に応用する研究を開始しているという（The New York Times Magazine, May 17, 2017）．

（土肥多惠子）

特集　急増する炎症性腸疾患に挑む

エピゲノム制御に基づいた炎症性発がん機構の理解

田口純平，山田泰広

炎症反応は異物や傷害された細胞の除去を主体とする恒常性維持機構である．しかし一方で，多くのがん組織において慢性炎症が頻繁に認められ，発がん過程への関与が示唆されている．次世代シークエンサー技術等の発展により，がん細胞には特定の遺伝子配列異常に加え，DNAメチル化やクロマチン状態に代表されるエピゲノム制御の異常が多数認められることが明らかとなってきた．さらに近年では，炎症反応によって誘発されるエピゲノム制御の変化ががんの発生・進展に深く関与することが明らかとなりつつある．本稿では，炎症反応によるエピゲノム制御の変化が発がん過程におよぼす影響について最新の知見を踏まえて紹介したい．

キーワード　　炎症反応，エピゲノム制御，発がん，脱分化

はじめに

がんの発生には遺伝子配列異常の蓄積が必要である．Vogelsteinが提唱した多段階発がんモデルが示すように，発がん過程では特定の遺伝子変異の蓄積とともに腫瘍の悪性化が進行する．大腸がんでは，*APC*遺伝子変異により良性腫瘍のポリープが発生し，その後*KRAS*，*SMAD4*，*TP53*遺伝子等の変異に伴い段階的な病理形態学的変化を経て，浸潤がんへと進展するというモデルが広く受け入れられている[1]．しかしながら，これらの各遺伝子変異がどのようにがんの進展に関与するのかについては，いまだ不明な点が少なくない．ゲノム編集技術であるCRISPR-Cas9によって主要な5つのドライバー遺伝子に変異を導入しヒト大腸上皮オルガノイドを作製した報告では，免疫不全マウスへの移植によって腫瘍形成が認められたものの，転移を示す悪性度の高いがんは形成されなかった[2]．以上のことから，がんの進展にはドライバーとなる遺伝子変異に加えて，何らかの因子が必要であることが予想される．一方で近年，炎症反応と発がんの関連性が明らかとなってきた．特に，潰瘍性大腸炎やクローン病といった慢性的な炎症反応を伴う炎症性腸疾患（IBD：inflammatory bowel disease）は大腸がんのリスクファクターであることに加え，IBDを原因とする大腸がんは悪性度が高く予後不良であることが知られている．しかしながら，炎症性発がん機構の分子基盤には未解明な点が多く，発がん過程における炎症反応の機能を解明することは新規の治療・予防法を見出すうえで重要な課題であるといえる．本稿では，炎症反応により誘発されるエピゲノム制御の変化ががんの発生および進展におよぼす影響について，さまざまながん種に関する最新の知見も踏まえて解説したい．

特集　急増する炎症性腸疾患に挑む

1 大腸発がん過程と炎症反応

❶ 炎症性大腸発がん

　炎症反応は，さまざまながんの発生において促進因子の1つとして考えられている．実際に多くのがん組織において慢性炎症が頻繁に認められるだけでなく[3]，抗炎症薬の投与によって大腸がんの発生リスクが低下することが疫学的に示されている[4][5]．実験的にも，*Apc*遺伝子変異をもつマウス大腸発がん過程において，炎症メディエーターとして知られるプロスタグランジンの産生を担う酵素であり，単球やマクロファージ等が発現するCOX-2遺伝子を欠損させた際，大腸腫瘍の形成率が有意に低下することが報告されている[6]．また，大腸における化学発がん過程において，炎症性サイトカインである*Il-6*遺伝子を欠損させたところ，大腸がんの発生率低下や腫瘍サイズの縮小が認められたという報告もあり[7]，炎症関連因子による大腸発がん促進作用が示唆される．炎症反応が引き起こす大腸発がんの分子メカニズムとして，活性酸素種（ROS：reactive oxygen species）により引き起こされるDNA損傷がさらなるがん遺伝子の活性化やがん抑制遺伝子の不活性化にはたらくことが示唆されているが，遺伝子配列異常以外の点で炎症反応がどのようにがんの発生や進展に関与しているかについては全容は明らかとなっていない．

❷ 大腸発がん過程におけるエピゲノム制御の重要性

　がんにおいてDNAメチル化やヒストン修飾，クロマチン状態等をはじめとするエピゲノム制御[※1]の異常が多数認められ，発がん過程への機能的な関与が示唆されている．興味深いことに近年，炎症反応が細胞のエピゲノム制御に影響をおよぼすことが明らかとなってきた．特に*Helicobacter pylori*感染が引き起こす慢性炎症は，胃粘膜組織におけるDNAメチル化異常を誘発し，発がんの素地（epigenetic field for cancerization）として働くことは広く知られている[8]．また，大腸発がん過程においてもDNAメチル化の重要性が報告されている．家族性大腸腺腫症モデルマウス（*Apc* Min/+マウス）の発がんには，顕微鏡的微小病変と肉眼的大腸腫瘍の少なくとも2段階の過程が存在する．DNAメチル基転移酵素である*Dnmt1*や*Dnmt3b*を対象とした実験から，顕微鏡的微小病変の出現には*Apc*遺伝子の塩基配列異常によるヘテロ接合性の消失（LOH：loss of heterozygosity）が関与している[9]．一方で，顕微鏡的微小病変から肉眼的大腸腫瘍への進展には，*de novo* DNAメチル化が促進的な作用をもつことが報告されている[10][11]．

　近年，われわれは人工多能性幹細胞（iPS細胞：induced pluripotent stem cells）作製技術[※2]を応用することによって，大腸発がん過程におけるエピゲノム制御の意義解明を試みた[12]．まず，肉眼的大腸腫瘍細胞に初期化4因子（*Oct3/4, Sox2, Klf4, c-Myc*）を強制発現し，iPS細胞に類似した形態や遺伝子発現パターンを示すRTCs（初期化腫瘍細胞：reprogrammed tumor cells）を樹立した．RTCsはキメラマウスへの寄与能を有していなかったが，*Apc*遺伝子をレスキューしたRTCs（*Apc*-rescued RTCs）を用いてキメラマウスを再度作製したところ，大腸を含むさまざまな臓器への寄与が観察された．その後，*Apc*-rescued RTCs由来キメラマウス生体内で再び*Apc*遺伝子に変異を導入したところ大腸においてのみ腫瘍形成が認められた．興味深いことに，キメラマウス大腸上皮は肉眼的の腫瘍細胞に由来するにもかかわらず，大部分が顕微鏡的微小病変に留まっていた．細胞初期化はゲノムの塩基配列変化を必要とせず，大規模なエピゲノム制御の改変によって誘導されることから，以上の結果は大腸発がん過程には*Apc*遺伝子変異だけでは不十分であり，細胞初期化過程においてリセットされたエピゲノム制御が必要であることを示唆している（図1）．

※1　がん細胞のエピゲノム制御

一般的にがん細胞はゲノムワイドなDNA低メチル化を示すことが知られている．一方で，一部のプロモーター領域のCpGアイランドでは高度なDNAメチル化が認められる．同時にさまざまながん種において特徴的なヒストン修飾変化やノンコーディングRNAの発現増加などが報告されており，がんの発生・進展に機能的に関与していると考えられている．近年では治療標的としても注目されている．

※2　細胞初期化技術

細胞初期化は初期化4因子の強制発現によって誘導され，多能性獲得へ向けた転写ネットワークを形成するとともに，エピゲノム制御の大規模な改変が引き起こされる．以上のことから細胞初期化技術は，体細胞のエピゲノム制御を積極的に改変可能なツールとして捉えることができる．細胞初期化技術をがん研究に応用することで，がん細胞におけるエピゲノム制御の意義を解明できるかもしれない．

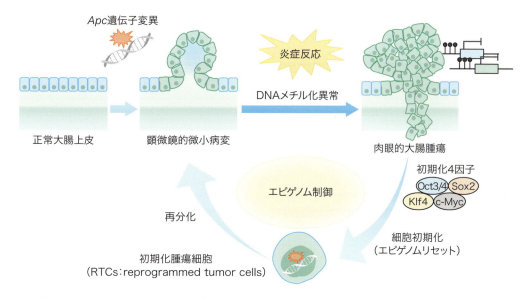

図1 細胞初期化技術を応用した大腸発がん過程におけるエピゲノム制御の意義解明

炎症反応は大腸発がん過程において促進的な作用をもち，de novo DNAメチル化との関連性が示唆されている．Apc$^{Min/+}$マウスに形成された肉眼的大腸腫瘍細胞に初期化4因子を強制発現し，初期化腫瘍細胞（RTCs：reprogrammed tumor cells）を樹立した．初期化腫瘍細胞由来のキメラマウスは大腸に腫瘤を形成したが，大部分は肉眼的大腸腫瘍ではなく顕微鏡的微小病変に留まっていた．細胞初期化はゲノムの塩基配列変化を必要とせず，大規模なエピゲノム制御の改変によって誘導されることを考えると，大腸発がん過程にはApc遺伝子変異に加えて，細胞初期化過程によってリセットされたエピゲノム制御が必要であることが示唆される．

2 炎症反応によるエピゲノム変化を背景とした発がん機構

NF-κBは炎症関連遺伝子の発現を制御する主要な転写因子である[13]．大腸の化学発がんモデルにおいて，骨髄球系細胞特異的にNF-κB活性を抑制したところ，大腸粘膜におけるIl-6やTnf等の炎症性サイトカイン遺伝子の発現抑制が認められただけでなく，大腸がんの発生率低下や腫瘍サイズの縮小が認められた[14]．

発がん過程では，本来の細胞形質の消失，すなわち脱分化がしばしば観察される．興味深いことに，近年NF-κBと細胞の脱分化における関連性が報告されている[15]．Apc遺伝子欠損マウスを用いた研究において，NF-κBの活性化は幹細胞性をもたない腸上皮細胞における幹細胞マーカーの発現上昇を誘導しただけでなく，スフェロイド形成能や免疫不全マウス移植における腫瘍形成能の獲得を可能にした．これらの結果は，炎症反応は細胞の脱分化を誘発し，幹細胞性の獲得を背景としたがんの発生に関与していることを示唆している．細胞の分化や運命転換過程においてゲノムの塩基配列変化は必要としないことを考えると，細胞の脱分化過程においても炎症反応により誘発されるエピゲノム制御の変化が重要な役割をもつことが考えられる．

以上を踏まえ，近年われわれは炎症反応が発がんのリスクファクターとして知られている膵臓がんモデルを使用して，炎症反応による脱分化とエピゲノム制御の関連性解明を試みた[16]．がんは各組織でドライバー遺伝子が異なることが知られており，膵臓がんの場合，KRASやTP53遺伝子の変異が発がんの原因であると考えられている[17]．しかしながら，膵臓特異的にKrasおよびp53遺伝子に変異を導入したマウスでは，前がん病変である膵上皮内腫瘍性病変（PanIN：pancreatic intraepithelial neoplasia）の形成が一部に認められたものの，病変はきわめて局所的であり，大部分の組織に形態的な異常は観察できなかった．以上のことから，膵臓細胞のがん化にはKrasやp53遺伝子の変異

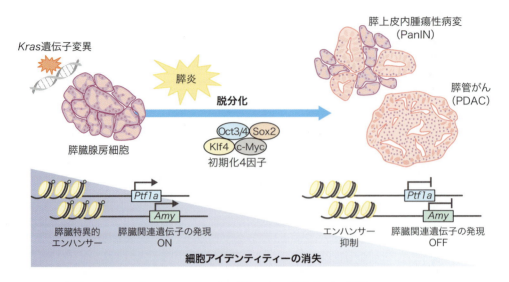

図2　エピゲノム制御の変化を背景とした脱分化が誘発する膵臓発がん機構
膵臓細胞における一過性の初期化4因子の強制発現によって，膵臓細胞関連遺伝子のエンハンサー抑制やそれら遺伝子の発現抑制を背景とした脱分化が誘導可能である．*Kras*遺伝子変異をもつ膵臓細胞において脱分化を誘導したところ，広範囲に前がん病変である膵上皮内腫瘍性病変（PanIN）や膵管がん（PDAC）が形成された．興味深いことに，膵炎を誘導した場合においても同様の傾向が認められた．以上の結果から，膵炎が細胞のアイデンティティーに関するエピゲノム制御の消去を介した脱分化を誘発し，膵臓細胞のがん化に促進的に作用していることが示唆された．

のみでは不十分であることが示唆された．

次にわれわれは，膵臓細胞のがん化には遺伝子変異に加えて脱分化が必要であると仮定し，膵臓組織における積極的な脱分化の誘導を試みた．体細胞からiPS細胞へ向けた細胞初期化の早期過程では体細胞に特徴的な遺伝子群の発現抑制によって本来の細胞アイデンティティーの消失，つまり脱分化が誘導される[18)19)]．われわれはこの細胞初期化過程の特徴に着目し，膵臓において短期間の初期化4因子発現を介した脱分化が誘導可能であるか検討した．その結果，初期化4因子の発現誘導後わずか48時間以内に，膵臓に特徴的な遺伝子群のエンハンサーの抑制に加え，それら遺伝子群の発現抑制が観察され，生体内膵臓組織において脱分化が誘導可能であることが確認された．

次に，膵臓発がん過程における脱分化の機能的な関与を調べるため，*Kras*遺伝子変異を背景にもつマウス膵臓において3日間の初期化4因子発現を介した脱分化を誘導した．驚くべきことに，脱分化誘導後わずか1週間で*Kras*遺伝子変異をもつマウス膵臓組織全体に前がん病変であるPanINや膵管がん（PDAC：pancreatic dactal adenocarcinoma）の形成が観察された．この結果は，一過性の脱分化が*Kras*遺伝子変異をもつ膵臓細胞のがん化に十分であることを示唆している．

興味深いことに，膵炎を誘導した場合においても同様に，膵臓に特徴的な遺伝子群のエンハンサーの抑制とそれら遺伝子の発現の抑制が観察されたことから，炎症反応は細胞のアイデンティティーを規定するエピゲノム制御の消去を介して脱分化を誘発し，膵臓発がんの引き金となることが明らかとなった（図2）．

3　炎症反応が引き起こす多様な生命現象

前述のように炎症反応はエピゲノム変化を介した細胞の脱分化を誘発し，がんの発生・進展を引き起こすことが示唆されている．しかしながら炎症反応は，正常細胞の脱分化を誘導し，幹細胞性を亢進させることで組織内での創傷治癒にも働くことが知られている[20)]．さらに近年，炎症反応によって誘導されるクロマチン状態の変化が皮膚上皮幹細胞において記憶され，再度刺激を受けた際，ストレス応答遺伝子群のすみやかな

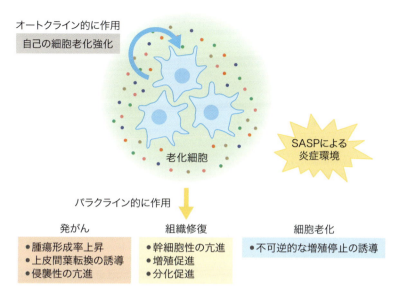

図3　老化細胞による炎症環境が引き起こす多様な生命現象

老化細胞による炎症関連因子の分泌亢進が報告され，SASP (senescence-associated secretory phenotype) として注目されている．SASP因子はがんの発生・進展に促進的に作用するだけでなく，正常細胞の幹細胞性亢進や増殖促進を介した組織修復にも関与している．また，周囲の正常細胞に作用し細胞老化を誘導することも知られており，SASP因子の多様な機能が明らかとなりつつある．

転写開始により組織修復を促すという報告もなされている[21]．これらのことから，炎症反応によって誘発されるエピゲノム変化や細胞の脱分化は発がんだけでなく，組織修復のような他の生命現象においても深く関与していることが示唆される．また近年，老化細胞によってつくり出される慢性的な炎症環境が発がんや組織修復を含むさまざまな生命現象の引き金となりうることが報告されている．老化細胞では炎症性サイトカイン・ケモカインを含むさまざまな炎症関連因子の分泌亢進が認められ，SASP (senescence-associated secretory phenotype) とよばれている[22]．興味深いことに老化細胞のSASPはがんの発生を促進するだけでなく，がん細胞における上皮間葉転換 (EMT：epithelial mesenchymal transition) の誘導を介してがんの進展にも促進的に作用する[22)23)]．その一方で，SASP因子のなかには正常細胞における幹細胞性の亢進や分化促進を誘導し，創傷治癒に働く炎症性関連因子も存在することが知られている[24)25)]．さらに，一部のSASP因子はオートクライン的に作用し老化細胞自身の細胞老化を強固にする[26]ことや，パラクライン的に周囲細胞に対して細胞老化を誘導することも報告されており[27]，SASPを介した慢性的な炎症反応の生理機能が明らかとなりつつある（図3）．

以上のように，生体内組織は多種多様な細胞種から構成されており，炎症反応をきっかけに複数の細胞種（正常細胞・がん細胞・老化細胞・組織幹細胞・免疫細胞等）がおのおのの応答性を示すと同時に，それらが複雑に相互作用していることが示唆される[28]．炎症反応によって発がん・組織修復・細胞老化といった多様な生命現象が引き起こされる要因の1つとして，炎症反応に対する応答性が細胞種ごとに異なる可能性があげられる．実際に腸上皮細胞は，*p53*遺伝子変異の有無によって，増殖促進によるがん化あるいは増殖停止といった全く異なる表現型を示し，炎症反応に対する応答性が変化することが報告されている[29]．このことから，細胞種に依存した炎症に対する応答性の違いを明らかにすることで，炎症反応と関連したさまざまな生命現象の理解が深まるかもしれない．

おわりに

　本稿では，炎症反応とエピゲノム制御の変化に焦点を当て紹介してきた．前述のとおり，炎症反応はエピゲノム制御の変化を引き起こし，細胞の性質や分化度に影響を与えることによって多様な生命現象の引き金となることが考えられる．マウスやヒトでは加齢に伴ってさまざまな組織でIL-6濃度が上昇することが知られており，組織内での慢性的な炎症環境の形成が予想される．このことから発がんだけでなく，加齢関連疾患の発症においても炎症が引き起こすエピゲノム制御の変化が関与している可能性がある．ゲノムの塩基配列変化は不可逆的であると考えられるのに対し，エピゲノム制御は可逆的であり改変が可能である．実際にCRISPR-Cas9を応用したエピゲノム改変技術の登場により，マウス生体内において特定遺伝子の発現制御がすでに実現している[30]．今後，エピゲノム制御への積極的な介入によって，炎症性発がんに対する新規治療法の確立や組織修復機構の解明が期待される．

文献

1) Medema JP & Vermeulen L：Nature, 474：318-326, 2011
2) Matano M, et al：Nat Med, 21：256-262, 2015
3) Hanahan D & Weinberg RA：Cell, 144：646-674, 2011
4) Thun MJ, et al：N Engl J Med, 325：1593-1596, 1991
5) CAPP2 Investigators.：Lancet, 378：2081-2087, 2011
6) Oshima M, et al：Cell, 87：803-809, 1996
7) Grivennikov S, et al：Cancer Cell, 15：103-113, 2009
8) Ushijima T：J Biochem Mol Biol, 40：142-150, 2007
9) Yamada Y, et al：Cancer Res, 62：6367-6370, 2002
10) Yamada Y, et al：Proc Natl Acad Sci U S A, 102：13580-13585, 2005
11) Linhart HG, et al：Genes Dev, 21：3110-3122, 2007
12) Hashimoto K, et al：Proc Natl Acad Sci U S A, 114：758-763, 2017
13) Ben-Neriah Y & Karin M：Nat Immunol, 12：715-723, 2011
14) Greten FR, et al：Cell, 118：285-296, 2004
15) Schwitalla S, et al：Cell, 152：25-38, 2013
16) Shibata H, et al：Nat Commun, 9：2081, 2018
17) Schneider G, et al：Nat Rev Cancer, 17：239-253, 2017
18) Polo JM, et al：Cell, 151：1617-1632, 2012
19) Chronis C, et al：Cell, 168：442-459.e20, 2017
20) Karin M & Clevers H：Nature, 529：307-315, 2016
21) Naik S, et al：Nature, 550：475-480, 2017
22) Coppé JP, et al：PLoS Biol, 6：2853-2868, 2008
23) Yoshimoto S, et al：Nature, 499：97-101, 2013
24) Ritschka B, et al：Genes Dev, 31：172-183, 2017
25) Demaria M, et al：Dev Cell, 31：722-733, 2014
26) Acosta JC, et al：Cell, 133：1006-1018, 2008
27) Acosta JC, et al：Nat Cell Biol, 15：978-990, 2013
28) Taguchi J & Yamada Y：Cell Stem Cell, 20：293-294, 2017
29) Pribluda A, et al：Cancer Cell, 24：242-256, 2013
30) Liao HK, et al：Cell, 171：1495-1507.e15, 2017

Profile

筆頭著者プロフィール

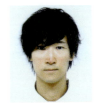

田口純平：立命館大学生命科学部を卒業後，京都大学大学院医学研究科修士課程を修了．'16年より同大学院博士後期過程に進学し，iPS細胞研究所未来生命科学開拓部門に在籍．現在は，東京大学医科学研究所システム疾患モデル研究センター先進病態モデル研究分野（山田研究室）で研究を行っている．'17年日本学術振興会特別研究員（DC2）．細胞初期化のメカニズムに興味をもっており，現在は初期化4因子の発現レベルとiPS細胞における分化指向性の変化に着目し研究を行っている．

特集　急増する炎症性腸疾患に挑む

炎症性腸疾患の免疫学的メカニズムと薬剤開発

飯島英樹

遺伝的な背景をもつ宿主において，消化管内に多数共生している微生物と粘膜免疫系との関係から炎症性腸疾患（IBD）の慢性炎症病態が形成させると考えられている．IBDにおける異常な免疫応答を制御するために抗TNF-α抗体製剤をはじめとする免疫制御治療薬が多数開発され，次々と臨床応用されている．種々の薬剤を適切に使用するためにはIBDのモニタリングのためのバイオマーカーが必要であり，より診断精度が高く，鋭敏にIBDの活動性を評価しうる新規バイオマーカーの探索が続けられている．

キーワード　炎症性腸疾患，サイトカイン，生物学的製剤，腸内細菌

はじめに

炎症性腸疾患（inflammatory bowel disease：IBD）は，クローン病（Crohn's disease：CD）と潰瘍性大腸炎（ulcerative colitis：UC）の2疾患をさし，いずれも主として若年者に好発する腸管の難治性炎症をきたす疾患である．ライフスタイルの欧米化に伴い，本邦のみならずアジア諸国でも急激なIBD患者数の増加を認めており，IBDの病態解明のため，遺伝的背景，免疫学的要因，腸内細菌，環境・食事要因など多方面から精力的に研究が進められている[1)2)]．特にIBDモデルマウスなどを用いた基礎研究やIBD患者での臨床検体を用いた解析により疾患病態に関与する免疫系のターゲット分子が見出され，種々の薬剤が開発されている（図1）．そのなかでも，TNF（tumor necrosis factor）-αをターゲットとした抗体製剤は従来の治療薬に比較して高い治療効果を示し，IBDの治療ストラテジーを大きく変えた．さらに，TNF-α以外の分子をターゲットとした薬剤についてもIBDに対する有効性が証明され，新たな薬剤が臨床の場に登場してきた．

また，生体の免疫系のみならず，生体内外を隔てる粘膜バリアも腸管炎症制御に対して非常に重要であることが基礎的な研究から明らかになってきた．IBD治療薬の適切な使用には，IBD患者の病態・疾患活動性を正しく評価することが必要で，血清CRP（c-reactive protein）などのバイオマーカーが広く用いられてきた．しかしながら，従来のバイオマーカーでは精度が不十分な点があり，新たなバイオマーカー開発が進められている．本稿では，免疫系をターゲットにした薬剤の治療効果や基礎的研究より明らかになってきたIBDの病態および新たなバイオマーカー開発の現況について概説する．

1　免疫制御によるIBD治療薬剤の現況

IBD患者の臨床検体やIBDモデル動物の検討によりIBDの病態に免疫異常が深く関与することが明らかとなり，免疫状態の異常を是正する薬剤が開発され，次々と臨床的に使用されるようになった．基礎的な知見に基づき開発されてきた種々の薬剤が臨床的に使用

Understanding of pathophysiology and development of new therapy in inflammatory bowel disease
Hideki Iijima：Department of Gastroenterology and Hepatology, Osaka University Graduate School of Medicine（大阪大学大学院医学系研究科消化器内科学）

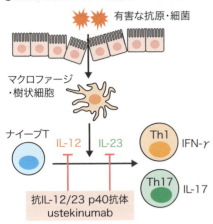
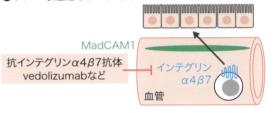

図1 抗TNF-α抗体製剤に続くIBDの治療薬剤
βc family：common beta chain receptor family，CSF：colony-stimulating factor，EPO：erythropoietin，γc family：common gamma chain receptor family，G-CSF：granulocyte-colony stimulating factor，IFN：interferon，OSM：oncostatin M，TPO：thrombopoietin.

効果を示し，それらの結果に基づいてIBDの病態が確認されている．

❶ TNF-αをターゲットとした薬剤と治療効果に影響する因子

抗TNF-α抗体製剤はCD，UCの両疾患に対し高い有効性を示し，実際に臨床の現場でIBDの治療ストラテジーを大きく変えた．抗TNF-α抗体製剤の効果発現機序として血中，組織中のTNF-αを中和する効果のみならず，活性化した免疫担当細胞の表面に表出する膜結合型TNF-αに結合し，抗体依存性細胞障害活性（ADCC：antibody-dependent cellular cytotoxicity）や補体依存性細胞障害活性（CDC：complement-dependent cytotoxicity）によりTNF-α産生細胞に対する殺細胞効果を示すことでTNF-α産生経路を遮断することが明らかになっている（図2）．TNF-α抗体製剤の臨床的使用患者において，血清中の抗TNF-α抗体製剤のトラフ値（最低血中濃度）が高い患者群で臨床的活動性低下の維持，ステロイド離脱，内視鏡的粘膜治癒の高い達成率が得られることが報告されている[3]．われわれは，抗TNF-α抗体製剤が投与されているCD患者において内視鏡下に腸管の粘膜組織を採取し，組織中の抗TNF-α抗体製剤濃度を解析したところ，組織中の抗TNF-α抗体製剤濃度が低い患者では高い患者に比べてより早期に薬剤変更などの追加治療を必要とするという結果を得た[4]．血中の抗TNF-α抗体製剤濃度が高い患者を，さらに組織中の抗体製剤濃度が高い患者と低い患者の2群に分け検討すると，薬剤濃度が低い患者において，より早期に追加治療が必要であった．すなわち，血中と組織中の薬剤濃度がミスマッチする患者が存在しており，炎症の場である腸管組織中の薬剤分布が治療効果の維持のために重要であることが明らかとなった（図3）．他の研究によると，腸管粘膜組織において膜結合型TNF-α発現細胞が多い患者と低い患者とを比較すると，膜結合型TNF-α発現細胞が多い患者の方が，抗TNF-α抗体製剤の治療効果が高いことが示されており，膜結合型

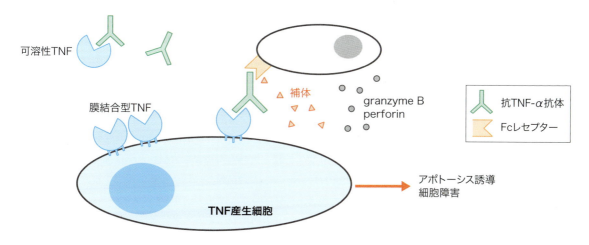

図2 抗TNF-α抗体製剤の作用メカニズム

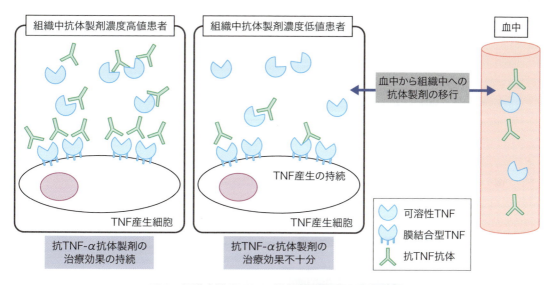

図3 組織中抗TNF-α抗体製剤濃度と治療効果

TNF-αと抗TNF-α抗体の量の関係が治療効果を規定する要因の一つであることが示唆される[5]．また，小児CD患者の抗TNF-α抗体製剤により持続寛解を得られた患者と得られなかった患者を比較した検討によると，CD患者では健康者に比して腸内細菌の多様性の低下や特定の菌種の増減が観察されるが，抗TNF-α抗体製剤により持続寛解が得られた患者では健康対象者に近い糞便細菌叢になることが観察され，抗TNF-α抗体製剤による腸管免疫の制御と腸内細菌叢の変化が密接に腸管炎症にかかわっていることが示唆されている[6]．

❷IL-23およびTh17経路をターゲットとした薬剤の現況

抗TNF-α抗体製剤は非常に高い有効性を示すが，投与初期から効果を示さない一次無効患者が13～40％存在するとされ，IBDでの腸管炎症においてTNF-α非依存的経路の関与が示唆される[7]．その経路の一つとしてIL-23およびIL-17経路が挙げられている．IL-23

およびTh17経路にかかわる*IL-23R*, *JAK2*, *STAT3*, *RORC*, *CCR6*はIBDのリスク遺伝子として報告されるとともに，IBD患者の血液および腸粘膜でIL-23/IL-17経路のサイトカインの増加が確認されている[8)9)]．さらに，IL-23欠損マウスや抗IL-23p19抗体を投与されたマウスにおいて腸炎が軽減されることからも[8)10)]，TNF-αに続くIBDの治療標的としてIL-17/IL-23経路が注目されている．IL-12とIL-23に共通するp40サブユニットに対する抗体製剤であるustekinumabは，IL-12/23の両者を阻害し，CD患者での寛解導入および寛解維持効果が確認されている[11)]．IL-23のp19サブユニットに対する抗体であるbrazikumabやrisankizumabによるIL-23経路単独の阻害においてもCD患者に対して高い臨床的改善効果を示すことが報告され，IL-23経路の重要性が示されている[12)13)]．

❸ JAK阻害によるIBD治療

JAK-STAT経路はさまざまな炎症性サイトカインの制御に関わり，JAKファミリーのうち*JAK2*, *TYK2*がIBDのリスク遺伝子として報告されていることからIBDに対する治療標的として複数のJAK阻害薬が開発されてきた[14)]．tofacitinibはJAK全般，特にJAK1, 3を阻害する経口JAK阻害薬であり，活動性UC患者に対し，高い寛解導入率，内視鏡的粘膜治癒効果を示し[15)]，2018年に本邦でも保険適用を取得した．tofacitinib以外のJAK経路を阻害する薬剤も開発されており，今後のIBD治療薬として期待されている．

❹ リンパ球遊走をターゲットにしたIBDの治療

粘膜に遊走する活性化リンパ球にはインテグリンα4β7が発現し，腸管の血管内皮に発現するmucosal addressin cell adhesion molecule-1（MAdCAM1）と結合することにより粘膜内に遊走する．インテグリンα4β7に対するモノクローナル抗体であるvedolizumabはUCに対する寛解導入効果が証明され[16)]，本邦でも使用可能となっている．vedolizumabは，抗サイトカイン療法とは消化管粘膜免疫の特性を利用した機序に基づく薬剤として注目される．

2 粘膜バリア破綻によるIBD発症

ヒトゲノムワイド関連研究（GWAS）により，粘膜バリア関連遺伝子*FUT2*, *MUC19*および*NOD2*などのIBD感受性遺伝子が同定されている[17)]．腸内細菌叢と宿主免疫との間に存在する上皮細胞は，腸内の炎症を引き起こす腸内微生物叢に対する過剰な免疫応答を回避するためにムチンなどを産生し，両者を隔てる粘膜バリアを形成している．IBD患者において，ムチンなどの粘膜バリア関連分子の産生減少が示され[18)]，粘膜ムチンの*Muc2*を欠損したマウスでは粘液層が消失し，大腸粘膜への細菌浸潤に起因する大腸炎を自然発症する[19)]．さらに，*MUC2*タンパク質のO-グリカンコア構造の主要構成成分を合成する*C1galt*の欠損により，粘液構成が破綻し，細菌が粘液層に侵入して大腸炎を引き起こす[20)]．また，腸管上皮細胞において発現する*N*-グリコシル化されたタンパク質である*Lypd8*が欠損したマウスでは，プロテウス属菌のような鞭毛細菌の大腸粘膜への浸潤が認められ，デキストラン硫酸Na（DSS）誘発腸炎に対する高い感受性を認めた[21)]．これらの結果により，粘膜バリアも腸内微生物叢との関係において疾患発症の原因あるいは治療ターゲットとして注目すべきである．

3 IBD診療のためのバイオマーカー開発

IBDの診療では下痢，血便，体重減少などの臨床症状や血清CRPなどの臨床検査値に基づいて臨床的活動性を評価することが多い．最近では，炎症腸管に増加する好中球などから放出され糞便中に検出されるカルプロテクチンを定量することによりUCの活動性評価指標として活用されている[22)]．一方，CRPなどの臨床的に使用されている血液マーカーでは，腸管炎症評価のゴールドスタンダードである内視鏡検査による評価との乖離を認めることがある．一方，便中カルプロテクチンは，患者が便を持参する必要性や測定結果判明までに時間がかかるということから迅速な病状把握のための検査としては適していない．

われわれは，抗TNF-α抗体製剤治療前後の関節リウマチ患者の血清のプロテオーム解析により見出されたLRG（leucine-rich alpha 2 glycoprotein）がIBDの活動性をモニタリングできる新たなバイオマーカーであることを報告してきた．血清LRGは，CD, UCの

両疾患において健康対象者と比して有意に高値を呈し，潰瘍形成などの活動性を示すにもかかわらず血清CRP値が正常域を呈するCDおよびUC患者においても血清LRGは高値を示した[23)24)]．UC患者の腸管炎症部では非炎症部よりもLRGが強く発現し[25)]，ヒト大腸上皮細胞株においてもIL-6，TNF-αなどさまざまなサイトカイン刺激でLRGの発現が誘導された[24)]．CRPは主にIL-6刺激により誘導されるが，LRGは炎症腸管において産生される幅広いサイトカインの影響を鋭敏に反映するため，新たなIBDの疾患活動性をモニタリングできるバイオマーカーとして期待される．

おわりに

IBDに対してTNF-αに引き続き，それ以外の免疫経路をターゲットとした新しい治療法が登場し，その有効性が示されている．新たに登場する薬剤をどのような場面でどのように使い分けるかは今後の課題であり，優れたバイオマーカーの開発・活用がこの問題を解決するものと考えられる．また，免疫のみならず生体と共生している腸内微生物叢とのかかわりについての知見も増加しており，今後のIBDのさらなる病態解明および新規治療法開発が期待される．

文献

1) Araki M, et al：J Gastroenterol, 52：1149-1157, 2017
2) Leone V, et al：J Gastroenterol, 48：315-321, 2013
3) Vaughn BP, et al：Inflamm Bowel Dis, 21：1435-1442, 2015
4) Yoshihara T, et al：Inflamm Bowel Dis, 23：2172-2179, 2017
5) Atreya R, et al：Gastroenterology, 141：2026-2038, 2011
6) Wang Y, et al：J Crohns Colitis, 12：337-346, 2018
7) Ding NS, et al：Aliment Pharmacol Ther, 43：30-51, 2016
8) Abraham C & Cho J：Inflamm Bowel Dis, 15：1090-1100, 2009
9) International IBD Genetics Consortium (IIBDGC).：Nature, 491：119-124, 2012
10) O'Connor W Jr, et al：Nat Immunol, 10：603-609, 2009
11) UNITI-IM-UNITI Study Group.：N Engl J Med, 375：1946-1960, 2016
12) Sands BE, et al：Gastroenterology, 153：77-86.e6, 2017
13) Feagan BG, et al：Lancet, 389：1699-1709, 2017
14) O'Shea JJ, et al：Annu Rev Med, 66：311-328, 2015
15) Study A3921063 Investigators.：N Engl J Med, 367：616-624, 2012
16) GEMINI 1 Study Group.：N Engl J Med, 369：699-710, 2013
17) Liu TC & Stappenbeck TS：Annu Rev Pathol, 11：127-148, 2016
18) Goto Y, et al：Curr Opin Rheumatol, 27：388-396, 2015
19) Johansson ME, et al：Proc Natl Acad Sci U S A, 105：15064-15069, 2008
20) Fu J, et al：J Clin Invest, 121：1657-1666, 2011
21) Okumura R, et al：Nature, 532：117-121, 2016
22) von Roon AC, et al：Am J Gastroenterol, 102：803-813, 2007
23) Serada S, et al：Ann Rheum Dis, 69：770-774, 2010
24) Serada S, et al：Inflamm Bowel Dis, 18：2169-2179, 2012
25) Shinzaki S, et al：J Crohns Colitis, 11：84-91, 2017

Profile

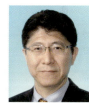

飯島英樹：1999年大阪大学大学院医学研究科修了．米国ハーバード大学Brigham & Women's病院研究員を経て，2006年より大阪大学医学部助手，'13年より同講師，'16年より同准教授（現職）．炎症性腸疾患の診療，教育，基礎・臨床研究に携わっている．

特集　急増する炎症性腸疾患に挑む

炎症性腸疾患制御の新展開

三上洋平，金井隆典

炎症性腸疾患は，欧米諸国はもとより，わが国をはじめとしたアジア各国でも患者数が急速に増加している腸管の慢性炎症性疾患である．近年，分子標的薬の開発により，治療選択肢も拡大しているが，いまだに根本治療が確立していないことに加えて，治療抵抗例，治療に伴う副作用，線維化による腸管狭窄により治療に難渋する症例も多く，さらなる研究と臨床開発の推進が求められている．近年，腸内細菌学の進歩に伴い，炎症性腸疾患の病態改善をめざして，従来の免疫統御療法とは異なるアプローチが期待されている．

キーワード　炎症性腸疾患，分子標的薬，腸内細菌，糞便移植

はじめに

ヒト消化管は口から肛門まで約8 mの長さの管腔臓器である．消化管のなかでも特に粘膜表面上に絨毛を有する小腸の総面積はテニスコート1〜1.5面分であり，大腸・小腸が外界と接する面積は膨大である．腸管においては，一層の円柱上皮細胞を隔てて約100兆（10^{14}）個の腸内細菌が共生していると推定されている．驚くべきことに，消化管に共生する細菌の総数は，人体を構成する全細胞数〔約1兆（10^{12}）個〕の100倍にのぼるといわれ，もはや一つの臓器といっても過言ではない．消化管は水分・食物の消化・吸収機能に加えて，免疫や内分泌としての機能の重要性が強調されている．また，消化管にはenteric nerve system（ENS：腸管神経系）をはじめ，独自の末梢神経系が発達し消化管機能に重要な役割を担っている．健常人では，腸管免疫を瞬時に活性化し，口腔から消化管に流入する病原性細菌を排除する重要な感染防御機構を担っている一方で，病原性のない共生腸内細菌に対しては，炎症惹起を恒常的に抑制し免疫寛容状態を維持

している．ところが，この生体と腸内細菌の良好な共生関係が破綻すると，異常な免疫活性化が起こり，慢性的な腸炎の発症へとつながる．炎症性腸疾患（inflammatory bowel diseases：IBD）はステロイドや免疫抑制剤など免疫抑制治療が有効であることが多いことから，IBDを自己免疫疾患としてとらえる学説が古くから存在する．それはいまだ完全に否定はされていないが，決定的な自己抗原の同定の報告はない．一方，多くのIBD動物モデルは腸内細菌が存在しない環境では発症しないことが知られている．したがって，IBDをはじめとした慢性炎症性疾患の発症機序として，常在腸内細菌に対する免疫寛容状態の破綻が重要な役割を担っていると捉えることができる．最近の研究では，免疫寛容を誘導する"良い"腸内細菌（善玉菌：probioticsやsymbiont）と免疫活性化や粘膜防御機構を破綻させる"悪い"腸内細菌（悪玉菌：pathobiont）と大まかに分けて議論されているが，この分類方法は病原性細菌と悪玉菌の区別もあいまいであり，単純化されすぎているとわれわれは感じている．

狭義のIBDは，潰瘍性大腸炎（UC）とクローン病

Current and emerging treatment for IBD
Yohei Mikami/Takanori Kanai：Division of Gastroenterology and Hepatology, Department of Internal Medicine, Keio University School of Medicine〔慶應義塾大学医学部内科学教室（消化器）〕

(CD）に大別される．UCは直腸から連続性・びまん性に大腸粘膜の炎症をきたす慢性大腸炎であり，CDは口腔から直腸まで全消化管粘膜に全層性の炎症を生じる慢性炎症性腸疾患である．わが国では，UCで16万人，CDで4万人を超え，なおも患者数は増加傾向である．好発年齢が20〜40歳代の社会的活動性の高い時期であり，就学・就労・妊娠に大きな影響を与え，患者の生活の質を低下させ，社会的にも大きな損失を招く疾患群である．UC，CD，いずれも，再燃と寛解をくり返す慢性の炎症性疾患であり，根本的な病因は不明である．IBDは，遺伝的素因と環境因子が腸管免疫の過剰な活性化を誘導し，慢性的な腸管炎症を引き起こすと考えられ，免疫機能のコントロールがIBD治療の主軸を担ってきた．この分子生物学的・免疫学的研究によるIBDの病態解明に伴い，病態機能分子の同定とそれを標的とする治療法の開発が進んでいる．その成功例がinfliximabに代表されるヒトキメラ型抗TNF-α抗体であり，IBD治療のパラダイムシフトをもたらした[1]．その後も，ヒト型抗TNF-α抗体のadalimumab・golimumab，IL-12/IL-23 p40サブユニットに対するustekinumab，インテグリンα4β7に対するvedolizumab，Janus kinase（JAK）阻害薬であるtofacitinibといった分子標的薬が本邦でも次々と承認され，臨床応用されている（**飯島の稿**参照）[2]．これらの分子標的療法は非常に高い奏功率を有するものの，これらの薬剤は一般的に高額であり，医療経済的な議論の余地が残る．本稿では，IBDの治療をめぐるこれらの知見とともに，糞便移植やAhRリガンドを用いた炎症性腸疾患治療法の開発といったわれわれの取り組みを紹介したい．

1 研究背景や世界動向

消化管内における細菌・食物といった抗原に対して免疫学的寛容を保つために，生体内では異なる抗原認識機構を使い分けている．健常状態では上皮間はtight junctionで閉ざされ，上皮細胞の外側にはムチンが主成分の粘液層によって，細菌などの自由な粘膜内への侵入を許さない．一方で，抗原が免疫系を賦活させるには，腸管上皮を超えて粘膜固有層に到達しなければ

ならない．消化管には二次リンパ組織であるgut associated lymphoid tissue（GALT：腸管関連リンパ組織）とよばれる免疫装置が存在する．GALTは，腸間膜リンパ節の他にPayer's patches（PP：パイエル板），isolated lymphoid follicle（ILF：孤立リンパ小節）などにより構成される．上皮の結合を保ったまま粘膜内の免疫細胞を成熟させるために，PPやILFと隣接した上皮に存在するM細胞は能動的に抗原をPPやILF内に取り込み，dendritic cell（DC：樹状細胞）やマクロファージなどantigen presenting cells（APC：抗原提示細胞）に輸送する．これらのAPCは抗原を分解し，class Ⅱ major histocompatibility complex（MHCⅡ）に提示し，T細胞やB細胞の成熟や活性化に大きく関与していることが知られている[3]．一方，腸管上皮細胞などの非血球細胞もmicrobe-associated molecular patterns（MAMP，微生物共通の分子パターン）を特異的に認識するpattern-recognition receptors（PRR：パターン認識受容体）を有している．ヒトの腸管では，腸管上皮細胞や免疫細胞といった多様な細胞集団が，これらの腸内細菌を認識する種々の受容体の発現やその受容体の局在（管腔側，基底膜側・細胞質内）を調節して，免疫寛容・免疫応答のスイッチを巧妙に切り替えていると考えられる．例えば，NOD2，CARD9といったパターン認識受容体関連遺伝子の近傍にIBDの疾患感受性遺伝子異常が同定されている．さらに，200以上の遺伝子多型においてIBD疾患感受性遺伝子の多くが獲得免疫・自然免疫・オートファジー・粘膜防御など，腸内細菌とかかわる生理機能を有していることからも，腸内細菌に対する宿主の免疫応答異常は腸管の慢性炎症の病因に大きく寄与している可能性が示唆される．実際，ゲノムワイド関連解析・メタゲノミクスなどの技術革新に伴い，IBDの病態に腸内細菌が大きな役割を果たすことが明らかにされてきており，IBD患者における腸内細菌叢の変化につながっている（**図1**）．

このように，腸内細菌叢のIBDの病態への関与が明らかになってきたため，腸内細菌叢の改善によるIBD治療の可能性について検討が進められている．さまざまなマウスIBDモデルでのプロバイオティクスの有効性を示す報告は枚挙にいとまがない．われわれのグルー

特集　急増する炎症性腸疾患に挑む

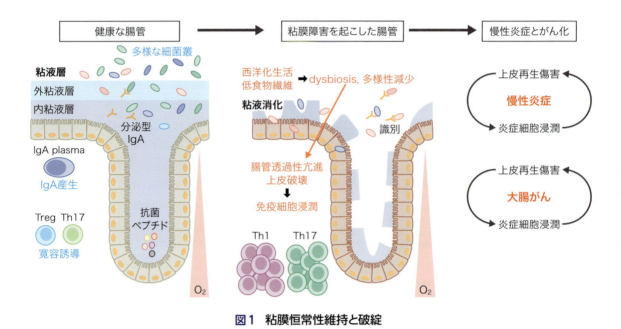

図1　粘膜恒常性維持と破綻

プでは，実験的大腸炎モデルを用いて，酪酸産生菌の*Clostridium butyricum*が腸管マクロファージと樹状細胞においてIL-10産生を誘導し，腸炎を抑制することを示してきた[4)〜6)]．ヒトでも，プロバイオティクスを用いた臨床試験が行われ，UCやUC大腸全摘後の回腸嚢炎の寛解導入療法に対するプロバイオティクスカクテルであるVSL#3の有効性が報告されている一方，メタ解析ではUCの寛解導入療法におけるプロバイオティクスの有効性は乏しい[7)]．その原因として，投与された菌の長期的な生着が難しいこと，プロバイオティクスとして投与される菌量が全消化管に存在する細菌総数よりも圧倒的に少ないことなどが想定されている．近年，これらの欠点を克服するために，糞便微生物移植（fecal microbiota transplantation：FMT）が脚光を浴びている．FMTの歴史は古く（図2），古くは紀元4世紀の中国に遡り，1958年には近代西洋医学初のFMTが報告されている[8)]．難治性の再発性の*C. difficile*感染症（CDI）に対して，FMTは，バンコマイシンなどの既存治療より優れた治療成績を示して以来[9)〜11)]，IBD患者をはじめ多くの腸疾患で腸内細菌叢の"機能回復"をめざした試みとして注目されている．

難治療性CDI以外の疾患でのFMTの臨床試験の成

- 4世紀中国：
  Dr. Ge Hongが急性腸炎の患者に健常人の便を投与して治療する
- 1958年米国：
  Dr. Ben Eisemanが偽膜性腸炎に対して，近代西洋医学では初めての糞便注腸投与療法を報告する
- 以後，抗生物質万能の時代が到来し，FMTは忘却される
- 20世紀後半より，*C. difficile*腸炎や多剤耐性菌が出現する
- 2013年オランダ：
  FMT初のRCTが実施され，*C. difficile*腸炎への有効性が示される[10)]

図2　糞便微生物移植（FMT）の歴史

績の見解はわかれている．UCに対する治療効果としては，7週間後の寛解率がFMT群で有意に高かった（FMT vs プラセボ：24% vs 5%）という報告[12)]がある一方で，12週間後の寛解率で有意差を認めなかった（FMT vs プラセボ：30% vs 20%）という報告もある[13)]．興味深いことに，最新のRCT（ランダム化比較試験）では，注腸によるFMTを8週に渡って40回反復することで，FMT群で有意に治療への反応率が高かった（FMT vs プラセボ：27% vs 8%）と報告されている[14)]．

2 最新研究成果や取り組み

❶ 糞便移植

これらの結果を踏まえて，われわれのグループは，2013年より本邦初のFMTに関する臨床研究を開始したが，UCに対する治療効果は限定的であり[15]，滋賀医科大学のグループの報告も同様の結果であった[16]．海外を含めて研究ごとにプロトコールが異なり，比較的有望である海外の報告も含め，現状でIBDに対するFMTの有効性を判断することは時期尚早とわれわれは考えている．

一方，腸管の機能性疾患である過敏性腸症候群（IBS）では，2017年にノルウェーのグループから小規模ながらRCT試験で有効性が報告され〔プラセボ群 vs 治療群：43% vs 65%（$p=0.049$）〕，高い有効性が示された[17]．われわれのグループも，FMTにより，腸内フローラの多様性の回復と，IBSの精神症状の有意な改善を報告している[18]．しかし，IBSは複雑な病型（便秘型，下痢型，混合型），さらにプラセボ効果の高い疾患で知られていることから，さらなる複数のRCT試験の結果を待つ必要がある．

FMTのプロトコールも比較的単純で手技自体が困難な治療ではない．しかし，FMTの現状は感染症や未知の疾患の伝播の可能性を含めて，十分な安全性の検討が必要である発展途上の治療方法である．感染症や他疾患の伝播のリスク管理も含めて確立されるまでは，自由診療などで行うことなく，あくまで臨床試験として厳格なルールのもとに行われることが望まれる．C型肝炎やHIV感染が，当時，安全と思われていた輸血によって引き起こされた過去を忘れてはならない．

❷ AhRリガンドを用いた炎症性腸疾患治療法

腸内細菌は重要な代謝産物の調整に重要な役割をもつことが注目されている．特に，短鎖脂肪酸（SCFA）（山田・長谷の稿参照），胆汁酸，aryl hydrocarbon receptor（AhR）リガンドの研究の進展は著しい．各項については優れた総説があるので参照してほしい[19]〜[23]．

IBDは病因不明の慢性疾患であるため代替医療に関心をもつ患者は多いが，これまで臨床現場で確実な証拠が確認されている方法は存在しなかった．われわれのグループは，AhRリガンド分子が粘膜修復に深く関与するという仮説を立て（後述），AhRリガンド分子を多く含有する生薬の1つである青黛（せいたい：indigo naturalis）に注目し，活動期UCに対する有効性を確認するために臨床試験を開始した．20例の前向きパイロット研究に引き続き[24]，多施設共同RCTとして，直腸炎型を除くUC患者に対して，0.5g，1.0g，2.0gと異なる容量の青黛もしくはプラセボを投与し，8週間観察した結果，プラセボ群に比してすべての容量で約5〜6倍の有効率，1.0gおよび2.0g投与群では8〜12倍の寛解導入率を認め，71%の患者で症状改善効果が認められた[25]．青黛は非常に高い有効率を示したが，臨床試験登録患者ではないものの，OTC青黛を長期間服用していた患者に肺動脈性高血圧症（PAH）の発症が同時期に報告されたため，われわれは安全性とモニタリングの観点から2017年はじめに本RCTを自主的に中止した．前述の結果は，中止以前に最終的に集積されたデータをまとめた結果である．現在，本RCTの結果解析や実態調査の結果を明らかとするとともに，有効性やPAHとの因果関係解明のための基礎医学的な検討を進めている．現段階で実態は不明だが，PAH症例は高容量もしくは長期使用例で出現している可能性が疑われている．

青黛には，AhRリガンドであるindigoやindirubinが多く含まれることが知られている．AhRは腸管をはじめとする粘膜免疫の防御に重要な自然リンパ球（innate lymphoid cell：ILC）のなかで，特にgroup 3 ILC（ILC3）の分化に重要であることが知られている[26]．AhR欠損マウスではILC3からのIL-10ファミリーであるIL-22の産生が低下することが知られている[27][28]．AhRは，ダイオキシン類と結合することが知られていたが，腸内細菌や食事由来のインドール化合物がリガンドとして明らかにされてきた[23][27][29]〜[31]．Lactobacillus類の細菌はトリプトファンからAhRリガンドを産生し，ILCおよびTヘルパー細胞からのIL-22の産生を促す．実際に，CARD9のリスクアレルをもったIBD患者ではAhR活性化が低下している[32]．同様に，Cyp1a1欠損マウスでもAhRリガンドが低下し，C. rodentiumへの感染抵抗性が減弱する[33]．さらに，IBDにおいて，ILC3はIL-22を産生することで腸管上皮に対して保護的に作用することをわれわれは報告し

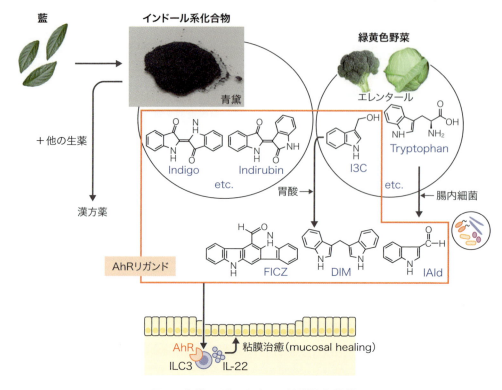

図3 青黛のAhRを介した粘膜修復機構
AhR：arylhydroxycarbon receptor.

てきているが[34)35)]，近年IL-22誘導性のABX464がUCに対して，IL-22を不活化するIL-22BP阻害薬がIBDに対して，IL-22 IgG2-Fc（F-652）が腸・肝臓のGVHD臨床試験が実施されている．大阪大学のグループによる基礎的な検討においても，青黛はILC3を含むCD3陰性分画よりIL-22を誘導し，dextran sodium sulfate（DSS）誘引腸炎を改善することを報告していることからも[36)]，AhR-ILC3を介したパスウェイが青黛の薬理作用の1つである可能性が考えられる（図3）．

最後に，たとえ食品や生薬であっても使用には慎重に対応することが望まれるという点を強調しておきたい．さまざまな民間療法がUC患者の症状改善に寄与したとする報告があるが，いずれも少数例の症例報告や非盲検での検討であり，解釈には非常に注意を要する．

おわりに

米国国立衛生研究所を中心として2007年にHuman Microbiome Project（HMP）が立ち上げられて以降，腸内細菌の理解が世界中で飛躍的に進んでいる．これまでの研究より，疾患ごとに固有な腸内細菌叢のパターンを示し，その原因もしくは結果としての分子生物学的，免疫学的な変化に対する理解は進んできているが，分子標的療法のように実際の治療戦略に直結するところまでは至っていない．一つの原因としては，個人間の腸内細菌叢の多様性があげられると考えられる．しかし，近年の"ビッグデータ"解析の進歩に伴い，腸内細菌叢に加えて，血液検査，アンケート調査などさまざまなインプットを用いた多次元統合解析によるテイラーメイド治療が試みられている[37)]．IBD領域においても，今後，さまざまなデータを組合わせたマルチビッグデータ解析により，新たなブレイクスルーがも

たらされるかもしれない．多角的な解析より，安価で有効性が高く，副作用の少ない患者ごとにカスタマイズされた治療が開発される日も遠くないと想像する．

文献

1) Rutgeerts P, et al：N Engl J Med, 353：2462-2476, 2005
2) Neurath MF：Nat Rev Gastroenterol Hepatol, 14：269-278, 2017
3) Kurashima Y & Kiyono H：Annu Rev Immunol, 35：119-147, 2017
4) Hayashi A, et al：Cell Host Microbe, 13：711-722, 2013
5) Kanai T, et al：J Gastroenterol, 50：928-939, 2015
6) Kashiwagi I, et al：Immunity, 43：65-79, 2015
7) Shen J, et al：Inflamm Bowel Dis, 20：21-35, 2014
8) Eiserman B, et al：Surgery, 44：854-859, 1958
9) Leffler DA & Lamont JT：N Engl J Med：373：287-288, 2015
10) van Nood E, et al：N Engl J Med, 368：407-415, 2013
11) Youngster I, et al：JAMA, 312：1772-1778, 2014
12) Moayyedi P, et al：Gastroenterology, 149：102-109.e6, 2015
13) Rossen NG, et al：Gastroenterology, 149：110-118.e4, 2015
14) Paramsothy S, et al：Lancet, 389：1218-1228, 2017
15) Mizuno S, et al：Intest Res, 15：68-74, 2017
16) Nishida A, et al：J Gastroenterol, 52：476-482, 2017
17) Johnsen PH, et al：Lancet Gastroenterol Hepatol, 3：17-24, 2018
18) Kurokawa S, et al：J Affect Disord, 235：506-512, 2018
19) Blander JM, et al：Nat Immunol, 18：851-860, 2017
20) Honda K & Littman DR：Nature, 535：75-84, 2016
21) Schroeder BO & Bäckhed F：Nat Med, 22：1079-1089, 2016
22) Sharon G, et al：Cell, 167：915-932, 2016
23) Stockinger B, et al：Annu Rev Immunol, 32：403-432, 2014
24) Sugimoto S, et al：Digestion, 93：193-201, 2016
25) INDIGO Study Group.：Gastroenterology, 154：935-947, 2018
26) Diefenbach A, et al：Immunity, 41：354-365, 2014
27) Kiss EA, et al：Science, 334：1561-1565, 2011
28) Lee JS, et al：Nat Immunol, 13：144-151, 2011
29) Blacher E, et al：J Immunol, 198：572-580, 2017
30) Leavy O：Nat Rev Immunol, 11：806, 2011
31) Moura-Alves P, et al：Nature, 512：387-392, 2014
32) Lamas B, et al：Nat Med, 22：598-605, 2016
33) Schiering C, et al：Nature, 542：242-245, 2017
34) Chinen H, et al：Gastroenterology, 133：559-573, 2007
35) Mizuno S, et al：Inflamm Bowel Dis, 20：1426-1434, 2014
36) Kawai S, et al：J Gastroenterol, 52：904-919, 2017
37) Zeevi D, et al：Cell, 163：1079-1094, 2015
38) Kamada N, et al：Nat Rev Immunol, 13：321-335, 2013
39) Hayashi A, et al：Cell Rep, 20：1513-1524, 2017

Profile 筆頭著者プロフィール

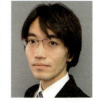

三上洋平：2012年 慶應義塾大学大学院医学研究科博士課程 修了，'13年より米国国立衛生研究所（National Institute of Arthritis and Musculoskeletal and Skin Diseases）博士研究員，'18年より慶應義塾大学医学部内科学教室（消化器）特任講師．研究テーマは腸管粘膜免疫，組織修復，線維化におけるエピゲノムの調節機構の解明および炎症性腸疾患に対する新規の治療法の開発．

---

column

腸内細菌の影響は腸内のみにあらず

腸内細菌の乱れ（dysbiosis）は，炎症性腸疾患のような腸管の病気に影響を与えるだけではなく，肝臓や膵臓といった消化器臓器に加えて，神経，関節，肺，腎臓，皮膚，といった全身の臓器に影響することが最近の研究から明らかになってきました[38]．驚くべきことに，ビオチン欠乏食を与えたマウスにおいてバンコマイシン投与によりdysbiosisを誘導すると，体内で利用できるビオチンが減少し，広範な脱毛が出現することを見出しました[39]． （三上洋平）

特集　急増する炎症性腸疾患に挑む

培養腸上皮細胞を用いた粘膜再生療法と再生の分子基盤

油井史郎，岡本隆一，渡辺　守

近年の腸上皮研究の進歩は日進月歩であり，このおよそ10年，まさに目を見張る革新的成果が相次ぎ，幹細胞研究そのものを牽引する領域に成長した．われわれのグループは，そのなかでも重要な位置を占めるユニークな数々の成果を報告してきた．本稿ではこの10年の当該研究領域を俯瞰しつつ，われわれの主な研究成果である独自の腸上皮培養方法と，この細胞を利用した世界初となる腸上皮培養細胞の再生医療の開発，さらには培養細胞の特性の解析を通じて明らかになった腸上皮の再生メカニズムとしての「胎児化」について概説したい．

キーワード　再生医療，スフェア培養法，上皮細胞リプログラミング

はじめに

近年，本邦でのクローン病や潰瘍性大腸炎（ulcerative colitis，UC）などの炎症性腸疾患（inflammatory bowel disease：IBD）の患者数は増加の一途をたどり，UCにおいてはすでに20万を超えていると推定されている．IBDにはすでに多くの治療選択肢があるが，従来の治療法では寛解導入や維持が困難な難治性症例が存在し，難治症例に対する腸上皮の特性に立脚した新しい治療戦略の開発に期待が寄せられている．開発にあたっては，腸上皮の特性をよりよく理解するための in vitro 培養技術だけでなく，腸上皮が傷害を受けた際に自らを修復する「自己治癒のメカニズム」に対する理解や，そのメカニズムに立脚した傷害時の上皮特性を in vitro で模倣する培養系の確立などもきわめて有用である．

われわれは一連の研究で，マウスやヒトの小腸・大腸上皮細胞が，I型コラーゲンゲルに包埋する三次元培養環境で，特定のサイトカインの存在下に球状スフェア（われわれはこの培養法をTMDU培養法，それによってできたスフィアをTMDUスフェアと名付けた）として培養できることを明らかとし，このTMDUスフェアが，傷害を受けた大腸上皮欠損部位に移植可能であることを潰瘍性大腸炎モデルマウスで明らかにした[1]．この成果は，IBDとりわけUCに対する培養細胞を用いる再生医療の開発が可能であることを示唆する世界ではじめての成果として注目された[2,3]．さらに最近I型コラーゲンに上皮組織修復を促進するユニークな特性があることを明らかにし，I型コラーゲンによるオルガノイド培養においては，腸上皮細胞が胎生期腸上皮のみならず傷害後の再生上皮に類似した細胞へと形質転換されていることも明らかにした[4]．本稿ではこれらの研究成果を概説し，今後の上皮組織研究の方向性も考察したい．

1　独自の腸管上皮培養法の開発

正常な腸上皮細胞を体外で培養できるようになった

のはじつは最近のことで，遺伝子操作による細胞不死化をおこなわない限りは不可能な技術であると考えられていた時期もある[5]．しかしながら，幹細胞増殖作用を有するR-spondin1という因子が発見される[6]など，腸上皮幹細胞増殖コントロールのメカニズムに関する理解が深まるとともに，上皮細胞を細胞外基質に包埋培養する三次元培養技術[7]などの技術革新が起こり，およそ10年前にようやくこの研究課題が克服された．本邦のSatoらは，マウス小腸上皮細胞を体外で培養する方法として，正常のマウス小腸上皮細胞を複合細胞外基質であるマトリゲル®（BD Biosciences社）に包埋し，R-spondin1，Noggin，およびEGFを含む培地で培養する方法を報告した[8]．この方法では腸管上皮細胞がbuddingを有するオルガノイドとよばれる構造体に組織化され，長期に維持が可能である．それ以降，マウスやヒトを含む種々の動物種の大腸細胞・胎生期腸上皮前駆細胞・腫瘍細胞等の培養技術が開発され[9][10]，現在では腸管上皮機能や発生過程の詳細をin vitroで解析することを可能とする手法として，マトリゲル®を用いた体外培養法が世界中の研究室で利用されている．

このような潮流のなかにあって，われわれの研究グループでは，独自の技術開発に取り組み，これらの三次元培養法とは異なる細胞外基質であるⅠ型コラーゲンによって長期にわたり腸管上皮を培養する独自の方法（TMDU培養法）を報告した[1]．本法では世界標準のbuddingを有するオルガノイドと全く異なる形態のオルガノイド，内部が中空の球形構造体（スフェア）が形成される．1つのスフェアはおよそ数百の細胞から構成されることがわかっているが，buddingに増殖細胞を配置するオルガノイドと異なり，増殖細胞がスフェアにランダムに分布する特徴を有している（図1）．

2　TMDUスフェアを用いたUCに対する再生医療の取り組み

われわれはTMDUスフェアが機能的な幹細胞を含むか否かの検証が重要であると考え，潰瘍性大腸炎類似の大腸粘膜傷害を生じるデキストラン硫酸塩（DSS）腸炎モデルマウス[11]をレシピエントとし，これらマウ

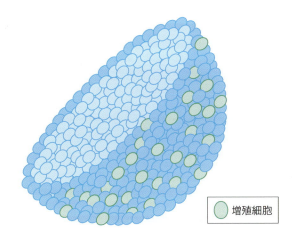

図1　TMDUスフェアの割断面模式図

スの遠位大腸にTMDUスフェアを経肛門的に注腸投与し移植する実験システムを構築した．その結果，TMDUスフェアが傷害を受けた遠位大腸に生着し，周囲のレシピエント大腸上皮と見分けることのできない，正常な大腸上皮を再生することが明らかとなった．さらにTMDUスフェア移植は，腸炎発症マウスの個体レベルでの臨床的回復を促進することもわかり，上皮細胞移植が潰瘍性大腸炎に対する再生医療として有効である可能性を世界ではじめて提示する結果となった．再生医療に利用する細胞製剤の調製においては，厳密な品質管理が要求され，特定しえない物質の混入を排除することが重要である．前述したSatoらによる腸オルガノイド培養法で使用されるマトリゲル®という細胞外基質は，Engelbreth-Holm-Swarm（EHS）マウス肉腫から抽出した生物由来物質であり，ラミニンやIV型コラーゲンを中心とする複数の細胞外基質に加え，種々のサイトカインも含有する製品である[12]．一方，われわれが用いるⅠ型コラーゲンゲルは，マトリゲル®と比較して純度がより高く，含有物質がより限定的であり，再生医療に利用する細胞調製に用いる製剤としての安全性に優れることが想定される．われわれはすでに，大腸内視鏡で採取した上皮細胞を，より純度の高いGMPグレードの製剤によりTMDUスフェアとして大量に増幅する培養技術の開発に成功し，日本医療研究開発機構（AMED）の支援のもとで，ヒト難治性潰瘍性大腸炎に対する上皮細胞移植治療のFirst in

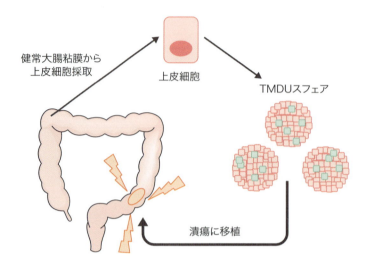

図2 世界初となるTMDUスフェアによる難治性潰瘍に対する細胞治療の概念図

human試験の実施に取り組んでいる[13]（図2）．

3 Ⅰ型コラーゲンを用いた腸管上皮細胞培養の発展

　腸管上皮細胞の三次元培養に用いる細胞外基質として，コラーゲンの高い純度が注目され，マトリゲル®に変わる製剤としての使用が徐々に広がりを見せている．Dunnらアメリカのグループによるマウスおよびヒトの小腸上皮細胞をⅠ型コラーゲン内に包埋して培養する方法[14]だけでなく，最近ではマトリゲル®培養法を開発したCleversらオランダのHubrecht研究所を中心とするグループからも，マトリゲル®オルガノイドとの形態や発現遺伝子の相違に関して主に上皮間葉転換の観点から解析され，コラーゲンに上皮細胞の形質を転換する可能性を支持する内容が報告された[15]．またKarpらアメリカHarvard大学を中心とするグループから，サンドイッチ培養というやや異なる三次元培養法でのコラーゲンによる腸管上皮の平面培養の報告がなされた[16]．このように腸管上皮の初代培養方法が多様化するなかで，細胞外基質が培養細胞の形質に与える影響に注目が集まっている．

4 腸管上皮再生における胎仔化機構の分子メカニズムとTMDUスフェアのユニークな特性

　腸管上皮細胞の傷害時の修復メカニズムに関しては，傷害に関連して一時的に定常状態とは異なる細胞の形質に変化することが指摘されてきた[17]ものの，炎症反応の急性期に出現するこの特殊な上皮細胞の特性はこれまでよくわかっていなかった．われわれはこの特殊上皮を，組織を修復する上皮であるという点から「修復上皮」と名付け，その性質を解析した．その際，原始的な生物においては未熟な細胞が出現する脱分化現象が再生に重要である[17]ことを考慮し，マウス胎仔培養細胞[10]に高発現するLy6aやAnxa1などの発現を重点的に確認した．その結果，修復上皮はLy6aやAnxa1を発現し，胎性期腸上皮前駆細胞に類似することが明らかになり，哺乳類の成体腸組織傷害後の再生過程でも腸上皮の「胎児化」現象（以下，傷害関連リプログラム）が起こることを世界ではじめて明らかにした[4]．より最近，異なる腸炎モデルにおいても，炎症に晒された腸管上皮でLy6aの発現を認め一過性の胎児化が生じることが報告され[18]，炎症や再生に際する上皮細胞の胎仔化のエビデンスが蓄積されつつある．傷害関連リプログラムはヒト潰瘍性大腸炎患者の腸組織にお

いても確認され，ヒトにも共通する再生反応であることが推測された．

次にわれわれは，傷害関連リプログラムが，傷害の何によって引き起こされるのかを検討した．上皮再生においてYAP/TAZという転写因子が必須であること[19]がすでに報告されているものの，この転写因子がどのように誘導されるのかはわかっていなかった．われわれは修復上皮の網羅的遺伝子発現解析を行ったところ，Collagen Type Iα2やDecorinなどの細胞外基質の遺伝子が多く同定され，修復上皮の誘導に細胞外基質が関与することが示唆された．そこで，コラーゲン受容体として機能するβ1-integrin下流で働くFAK/Srcキナーゼ活性を阻害したところ，再生時にみられるYAP活性の上昇がみられなくなるとともに，再生反応そのものも抑制された．さらに，YAP/TAZの欠損[20]により傷害関連リプログラムの発動が完全に抑制されたことから，リプログラムの分子機構として，コラーゲン→FAK/Src→YAP/TAZという経路が明らかになった．腸管上皮細胞へのコラーゲンの作用の検証に，われわれが開発したTMDUスフェアが非常に有用であった．すなわち，I型コラーゲンによって培養されるTMDUスフェアと，マトリゲル®内で培養されるオルガノイドとの相違を網羅的遺伝子発現およびGene Set Enrichment解析によって解析したところ，TMDUスフェアが示す発現遺伝子プロファイルは，より修復上皮に近く，かつ，より胎仔腸上皮前駆細胞に類似することが示された．TMDUスフェア培養には，培地へのWnt3aの添加が必須であり，生体上皮組織でみられる傷害関連リプログラムがコラーゲン単独によってではなく，Wntリガンドとの協調作用によって発動するとの分子機構が想定された（図3）．なお，われわれは現在，胎児腸上皮前駆細胞様にリプログラムされているというTMDUスフェアのユニークな特性に注目し，高可塑性の培養腸上皮細胞を成体腸管上皮から作成する試みを日本医療研究開発機構（AMED）の支援のもとに行っている[21]．

腸管の炎症においては間質にコラーゲンが増生され線維化が生じる[22]ことが知られているが，少なくとも炎症の初期には組織再生を促進する現象である可能性を示した本研究の成果は注目され[23)24]，角膜の再生機

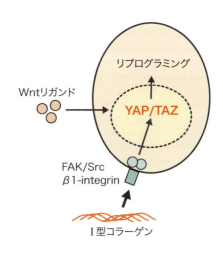

図3　傷害関連リプログラムの分子メカニズム

構にも類似の現象が報告される[25]など，上皮研究における細胞外基質の重要性へ理解が深まりつつある．

おわりに

われわれが行ってきたTMDUスフェアの開発とマウスにおける上皮細胞移植実験，それに依拠する難治性UCに対する新規治療法としての再生医療の開発，そしてTMDUスフェアの特性解析を通じて明らかになった腸管上皮の再生機構としての傷害関連リプログラムとコラーゲンの細胞リプログラム誘導能について概説した．本研究室で開発されたTMDUスフェアのユニークな性質が徐々に明らかになっているが，臨床利用する細胞製剤としての安全性もさることながら，修復上皮に類似しているという点は，移植後生着する細胞が組織修復に迅速に寄与する可能性，ひいては難治性潰瘍の治癒促進にも優位性をもつ細胞資材であることが推定される．傷害関連リプログラムは，長期の炎症によって惹起されるcolitic cancerなどの発がん機構の解明にもつながる新規の知見であり，今後腸管を含む種々の上皮研究においてコラーゲンを中心とする細胞外基質が重要なテーマになるとともに，TMDUスフェアの疾患モデル細胞としての有用性がますますクローズアップされてくるものと考えられる．

文献

1) Yui S, et al：Nat Med, 18：618-623, 2012
2) Shaker A & Rubin DC：Nature, 485：181-182, 2012
3) Louvard D, et al：Sci Transl Med, 4：130fs7, 2012
4) Yui S, et al：Cell Stem Cell, 22：35-49.e7, 2018
5) Whitehead RH & Robinson PS：Am J Physiol Gastrointest Liver Physiol, 296：G455-G460, 2009
6) Kim KA, et al：Science, 309：1256-1259, 2005
7) Lee GY, et al：Nat Methods, 4：359-365, 2007
8) Sato T, et al：Nature, 459：262-265, 2009
9) Sato T, et al：Gastroenterology, 141：1762-1772, 2011
10) Fordham RP, et al：Cell Stem Cell, 13：734-744, 2013
11) Okayasu I, et al：Gastroenterology, 98：694-702, 1990
12) コーニング社, Corning Matrigel基底膜マトリックス商品紹介ページ (https://www.corning.com/jp/jp/products/life-sciences/products/surfaces/matrigel-matrix.html)
13) 国立研究開発法人日本医療研究開発機構（AMED）webページ, 再生医療実現拠点ネットワークプログラム—平成27年度研究成果報告書—(https://www.amed.go.jp/program/houkoku_h27/0102006.html)
14) Jabaji Z, et al：PLoS One, 9：e107814, 2014
15) Sachs N, et al：Development, 144：1107-1112, 2017
16) Tong Z, et al：Biomaterials, 154：60-73, 2018
17) Stappenbeck TS & Miyoshi H：Science, 324：1666-1669, 2009
18) Nusse YM, et al：Nature, 559：109-113, 2018
19) Cai J, et al：Genes Dev, 24：2383-2388, 2010
20) Azzolin L, et al：Cell, 158：157-170, 2014
21) 国立研究開発法人日本医療研究開発機構（AMED）webページ, 平成30年度「再生医療実現拠点ネットワークプログラム（幹細胞・再生医学イノベーション創出プログラム）」の採択課題について (https://www.amed.go.jp/koubo/01/02/0102C_00005.html)
22) Ding S, et al：PLoS One, 7：e42568, 2012
23) Chen R & Guan KL：EMBO J, 37：164-166, 2018
24) Huels DJ & Medema JP：Cell Stem Cell, 22：7-9, 2018
25) Nowell CS, et al：Nat Cell Biol, 18：168-180, 2016

Profile 筆頭著者プロフィール

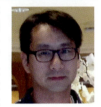

油井史郎：慶應義塾大学医学部医学科卒業．東京医科歯科大学消化器病態学で医学博士の学位取得．その後，コペンハーゲン大学バイオテックリサーチアンドイノベーションセンター，Kim Jensen上皮発生研究室に留学．腸管上皮の発生について学び，自らが開発に携わったTMDU細胞の特性を明らかにし，再生の背後にある「細胞外基質依存性の細胞リプログラム機構」を発見した．これらの知見や研究のなかで培った国際的な研究人脈を活かし，IBD臨床を科学的に深めるための研究を展開したい．

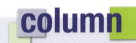

　小学生の頃の夢は，「医学博士」でした．独特な響きに「かっこよさ」を感じました．中高で一般教養を学び，大学で医学を学び，大学院で日夜研究に励み，念願の「医学博士」になった頃には，疲れ果て，小さい頃の夢はもう忘れていました．大学院時代に目の前に現れた「まん丸い細胞の塊」を理解できないことに焦り，理解をすることに没頭し，答えを求めてコペンハーゲンにまで旅立ち，とうとう9年にわたり奮闘しました．

　振り返ったときに，「その時々に，お世話になった先生方のお姿がある」ということを一番強く感じます．ご指導を賜った多くの先生方が歩んで来られた長い道のりに思いを馳せ，その大きな流れと私の人生のか細い線が交わるのを見るとき，その根幹にありのままのHumanityをみる思いが致します．IBD臨床に役立ち，社会にも還元できる研究をめざしながら，Humanityも大切にしつつ，研究していきたいと願っています．

（油井史郎）

特集関連書籍のご案内

実験医学 2016年4月号 Vol.34 No.6
明かされる"もう1つの臓器"
腸内細菌叢を制御せよ！

福田真嗣／企画

予防・健康のキーファクターとして熱い注目を集める「腸内細菌叢」．宿主の免疫・代謝との相互作用メカニズムから，便移植の現状，産業への展開まで広く網羅しました．

B5判 141頁 2016年3月発行
定価（本体 2,000円＋税）
ISBN 978-4-7581-0150-9

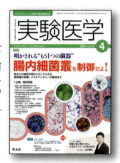

実験医学増刊 Vol.35 No.7
生体バリア
粘膜や皮膚を舞台とした
健康と疾患のダイナミクス

清野 宏，植松 智／編

皮膚や粘膜など最前線で体を守るシステムであり，疾患治療や薬・食品・化粧品開発への応用も注目される"生体バリア"について，研究の最新動向をまとめた総集編です．

B5判 228頁 2017年4月発行
定価（本体 5,400円＋税）
ISBN 978-4-7581-0362-6

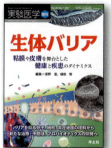

実験医学別冊
NGSアプリケーション 今すぐ始める！
メタゲノム解析
実験プロトコール

服部正平／編

腸内，口腔，皮膚，環境など多様な微生物叢を対象に広がるメタゲノム解析の実践書．トップランナーが紹介する詳細なプロトコールと研究例から成功のコツが学べます．

A4変型判 231頁 2016年12月発行
定価（本体 8,200円＋税）
ISBN 978-4-7581-0197-4

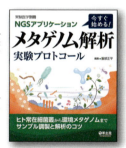

免疫ペディア
101のイラストで免疫学・臨床免疫学に
強くなる！

熊ノ郷 淳／編

免疫細胞の種類から，がん免疫，関節リウマチまで重要語句を豊富なイラストで解説！複雑な免疫学もすぐ参照，すぐ理解！多忙な臨床医，免疫学入門者におすすめです！

B5判 317頁 2017年6月発行
定価（本体 5,700円＋税）
ISBN 978-4-7581-2080-7

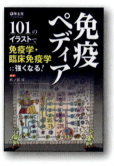

チェックリストでわかる！
IBD治療薬の選び方・使い方
重症度と患者背景から導く
炎症性腸疾患の処方

日比紀文／監，
小林 拓，新崎信一郎／編

「初発？」「重症度は？」などの条件をチェックすることで適切な処方がわかる！日常診療で迷う場面での薬の使い方も症例で具体的に解説．IBDを診る全ての医師におすすめです．

A5判 262頁 2015年10月発行
定価（本体 4,500円＋税）
ISBN 978-4-7581-1057-0

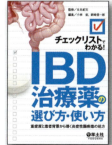

IBDを日常診療で診る
炎症性腸疾患を疑うべき症状と，
患者にあわせた治療法

日比紀文，久松理一／編

潰瘍性大腸炎とクローン病を疑うべき症状，薬の使い方，患者の日常生活の注意点など，診断と治療の進め方がよくわかる！好評書「炎症性腸疾患を日常診療で診る」を大幅刷新！

B5判 256頁 2017年1月発行
定価（本体 5,000円＋税）
ISBN 978-4-7581-1060-0

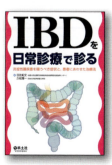

発行 羊土社 YODOSHA　〒101-0052　東京都千代田区神田小川町2-5-1　TEL 03(5282)1211　FAX 03(5282)1212
E-mail：eigyo@yodosha.co.jp
URL：www.yodosha.co.jp/

ご注文は最寄りの書店，または小社営業部まで

特集関連バックナンバーのご案内

本特集「急増する炎症性腸疾患に挑む」に関連した，これまでの実験医学特集・増刊号の一部を以下にラインナップしました．分野の歴史の学習から関連トピックの理解まで，ぜひお役立てください．

実験医学 1984年号 Vol.2 No.3
腸内フローラと生体
企画／光岡知足

実験医学 1990年12月号 Vol.8 No.17
消化管の細胞生物学
企画／千葉 勉

実験医学 1994年増刊号 Vol.12 No.17
免疫研究の最前線
編集／笹月健彦，平野俊夫，本庶 佑

実験医学 2005年6月号 Vol.23 No.10
自然免疫システムの解明
企画／竹田 潔

実験医学 2007年増刊号 Vol.25 No.20
粘膜免疫からの感染と免疫応答機構
編集／清野 宏

実験医学 2010年7月号 Vol.28 No.11
慢性炎症の分子プロセス
企画／小川佳宏

実験医学 2010年増刊号 Vol.28 No.12
サイトカインによる免疫制御と疾患
編集／吉村昭彦，上阪 等，村上正晃，善本隆之

実験医学 2011年11月号 Vol.29 No.18
腸内フローラによる免疫ホメオスタシス
企画／本田賢也

実験医学 2012年増刊号 Vol.30 No.20
感染・共生・生体防御システム
編集／笹川千尋，柳 雄介，大野博司，石井 健

実験医学 2014年2月号 Vol.32 No.3
肥満克服のサイエンス
企画／梶村真吾

実験医学 2014年増刊号 Vol.32 No.5
常在細菌叢が操るヒトの健康と疾患
編集／大野博司，服部正平

実験医学 2015年3月号 Vol.33 No.4
生体バリアの破綻と疾患
企画／長谷耕二

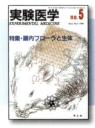 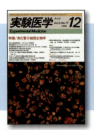 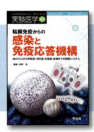 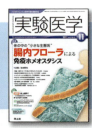 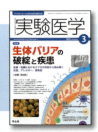

2016年以前の号は羊土社ホームページから電子版（PDF）でご購入できます

DIGITAL ARCHIVE 〜電子バックナンバー〜

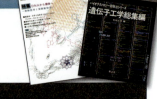

「実験医学」既刊誌をデジタルデータで復刻いたしました．

現在市販されていない「実験医学」既刊誌の，1983年創刊号から2016年までを電子版（PDF）にて取り揃えております．

実験医学online　www.yodosha.co.jp/jikkenigaku/archive/

次号（2018年12月号）のご案内

特集 遺伝子発現制御の隠されたシステム
RNA修飾
〜明かされ始めた多様な生命現象への関与から応用まで〜（仮題）

企画／五十嵐和彦（東北大学大学院医学系研究科），
　　　深水昭吉（筑波大学生存ダイナミクス研究センター）

クロマチン修飾の可塑性は遺伝情報発現に大きな影響を与えていますが，最近になってRNA修飾，とりわけメチル化の作用が注目を集めています．mRNA，tRNA，rRNAのメチル化酵素やmRNAの脱メチル化酵素が同定され，RNAメチル化の遺伝子発現制御などの生物学的意義やがんをはじめとする様々な疾患との関わりも明らかになりつつあります．本特集では，このような修飾によるRNA機能の制御に焦点をあて，研究史を俯瞰するとともに，世界最先端の研究を紹介していただきます．

目次
- 概論—古くて新しいRNA修飾 ……………………………… 五十嵐和彦，深水昭吉
- RNA修飾研究のはじまりからエピトランスクリプトームの概念誕生まで … 鈴木　勉
- RNAメチル化によるリボソーム形成と寿命の制御 ……………………… 深水昭吉
- RNAメチル化によるサーカディアンリズム制御 … Fustin Jean-Michel，柏﨑安男
- RNAメチル化によるSAM代謝制御 ……………………………………… 五十嵐和彦
- RNA脱メチル化酵素と疾患発症機構 ………………………… 上田裕子，辻川和丈
- RNA改変機構を用いたRNA編集技術の開発 …………………………… 福田将虎
- 【世界最前線レポート】tRNA研究動向 ………………………………… 堀　弘幸
- 【RNA修飾の解析法】簡易検出法から網羅的解析まで
　　　　　　　　　　　　　　　　　　　　　　　　桜井雅之，長谷川拓巳，中山宏紀

連載

Trend Review
　臨床研究法 ……………………………………………………………… 山本奈津子

クローズアップ実験法
　新規の人工生物発光システム AkaBLI ………………………………… 北田昇雄

さらにその後の特集は…
2019年1月号「核酸医薬のいま（仮）」　　　　　　　　　　企画／井上貴雄
　　 2月号「時間生物学から時間医学へ（仮）」　　　　　　企画／八木田和弘

※予告内容は変更されることがあります

トピックス 海の遊牧民から素潜りの遺伝子型が見つかる

東南アジアの島嶼部には，"海の遊牧民"とよばれる素潜り漁を生業とするいくつかの少数民族が存在している．インドネシアで生活する海の遊牧民であるバジャウの人々は，重りと木製のゴーグルのみで水深70 m以下まで潜水することができ，日中の労働時間の6割を海中での活動に費やしている．素潜りでは身体が急性の酸素欠乏状態となるので，さまざまな生理応答が起きる．その一つに脾臓の収縮がある．脾臓の収縮は血流中に赤血球を放出するので，急性の酸素欠乏状態に対する適応現象と考えられている．

Ilardoらは，スラウェシ島沿岸部で生活するバジャウ，同島の内陸部で農耕生活をする別の民族サルアン，それぞれ59人と34人とを対象にして，超音波を用いた手法で脾臓のサイズの調査を行い，バジャウの人々が有意に大きな脾臓をもっていることを突き止めた（Ilardo MA, et al：Cell, 173：569-580.e15, 2018）．バジャウの日常的に素潜りを行っている者とそうでない者では脾臓のサイズに違いがなかったため，バジャウの人々の脾臓の巨大化は，素潜りに関係した可塑的な変化のみでは説明できない．すなわち，バジャウの人々は遺伝的に脾臓が巨大化する傾向があるといえる．

バジャウの人々がもつ巨大な脾臓は，何世代にもわたる素潜り漁への適応の結果，獲得されたものなのかもしれない．この仮説を検証すべく，バジャウとサルアンの唾液試料をもとに全ゲノムシークエンシングを実施し，バジャウの祖先が特異的に経験した正の自然選択の痕跡を確認する試みがなされた．ここで用いられた統計手法は，全ゲノムにわたる多型の頻度情報を3つの集団間で比較し，特定の一つの集団で他の2集団よりもかけ離れたアレル頻度を示す多型を探索するpopulation branch statisticsという手法である（図1，Ilradoらは，バジャウ・

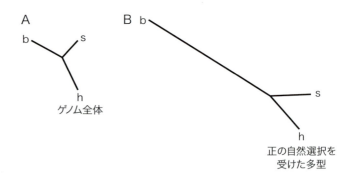

図1 Ilardoらが用いた自然選択検出法の概念

bはバジャウ，sはサルアン，hは中国漢族をしめす．ネットワーク図の枝が長いほど，他の集団に対して遺伝型頻度が大きく異なることを意味している．Aのネットワーク図は，調査したすべての多型の遺伝型頻度を反映している．Bのネットワーク図はバジャウでのみ正の自然選択を受けた多型を示す．遺伝型頻度が大きく変化するので，一本の枝だけが極端に長くなる．多型のほとんどは進化的に中立なので，Aを中立進化を仮定した際の期待値として使い，Bのような多型を検出することができる．

サルアンに加えて1000人ゲノム計画で公表されている中国人の全ゲノムデータを用いた）．この手法で同定されたバジャウ特異的な正の自然選択の痕跡を示した一塩基多型（SNP）群について，先に測定した脾臓サイズとの関連を調査したところ，ホスホジエステラーゼ10A遺伝子（*PDE10A*）のイントロン内に存在するSNPが有意に関連していた．また，バジャウで自然選択を受けて頻度が増加したアレルが大きな脾臓サイズと結びついていることが明らかになった．

このSNPは，ヨーロッパ人を対象とした先行研究のデータから甲状腺における*PDE10A*の転写量や血漿中の甲状腺ホルモンとの関連が報告されているが，脾臓サイズとの因果関係については不明のままである．また，全ゲノムシークエンシングの深度が浅く，ハプロタイプを指標とした自然選択検出法が適用できていない．いくつかの問題点はあるものの，ヒトが海中という極端な環境に対しても遺伝的に適応してきたことを示す例としてたいへん興味深い報告である．

（東京大学・大学院新領域創成科学研究科　中山一大）

トピックス 脂肪滴は細胞核の内膜からも形成される
新しい核内反応制御機構の可能性

脂肪滴（lipid droplet, LD）は細胞内で中性脂肪を蓄えている脂質膜に囲まれた細胞内小器官である．脂肪細胞においてLDが中性脂肪を蓄えすぎると，肥満や糖尿病などが引き起こされることでも身近な存在である．中性脂肪は小胞体（endoplasmic reticulum, ER）において合成され，LDとしてERから放出される（**図2**）．

一方，細胞核の内膜はERとつながっているが，LDを放出することはないと考えられてきた．また，核内膜はERや核外膜で合成された脂質を受動的に受け継ぐものの，

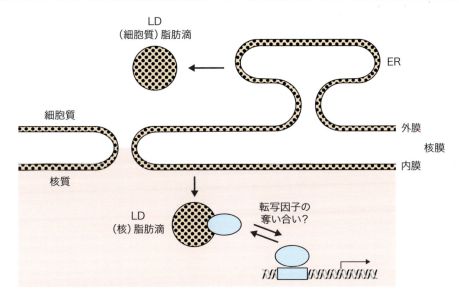

図2　これまで知られていた細胞質の脂肪滴と本研究で明らかにされた核内の脂肪滴

脂肪滴（LD）は従来，脂質代謝がさかんなERから形成される細胞質のものがよく知られていた．本研究は，核膜の内膜でも脂質代謝が起こっており，核内にLDが放出されることを明らかにした．核内の脂肪滴は，転写因子と会合することによって転写因子が染色体に作用することを抑えている働きを有することが示唆された．

核内膜において能動的に脂質代謝が行われることはないとも考えられてきた．

本研究（Romanauska A & Köhler A：Cell, 174：700-715, 2018）では，脂質に結合する蛍光タンパク質を用いて，出芽酵母において脂質の細胞内局在を観察し，核の内膜と外膜では脂質の組成が異なることを見出した．また，脂質の生合成を担う酵素が核の内膜にも存在することを明らかにした．細胞核の外膜と内膜は10〜50 nm程度しか離れていないので，両者への局在の違いを区別するのは難しい．本研究では，センサータンパク質に核移行シグナルをつけたり，BiFC法（bimolecular fluorescence complementation：共局在を検討したい2種類のタンパク質に，2つに分割した蛍光タンパク質の断片をそれぞれを結合させることにより，共局在の程度を蛍光強度で評価する方法）を用いることによって，核の内膜側の脂質や酵素を選択的に検出することに成功した．これらの結果は，核内膜で積極的な脂質代謝が行われていることを示唆する．

核の内膜からLDが放出されうることも示された．出芽酵母において，Cds1という脂質代謝にかかわる酵素の温度感受性変異株や，cds1遺伝子の発現を担う転写因子Ino4やIno2の変異体を用いてCds1の活性を下げ，LD形成を誘導すると，核内でもLDが形成された．透過型電子顕微鏡観察では，LDの膜が核の内膜と融合した状態も観察できた．これらの結果は，このLDが核の内膜から生じたことを意味する．細胞質でのLDの形成に重要なSeipinタンパク質の変異体では，核内のLDの構造にも異常が認められ，細胞質と核内のLDの形成機構が似ていることが示唆された．

核内LDが，遺伝子発現という核内反応を調節することも示された．Opi1は脂質代謝を担う転写抑制因子で，通常はER膜に会合しているが，細胞内の脂質（PA）が減少すると，核内に移行してcds1遺伝子などの発現を抑制し，脂質合成を抑制する．ここで，Opi1は核内でLDが形成されると，LD表面の脂質に会合しLDに奪われることによって，転写を抑制する活性を失う．すなわち核内でのLD形成はOpi1の転写抑制活性を抑える効果が認められたのである．

以上の結果は，核の内膜もERと同様に活発に脂質代謝が行われる場となっていて，LDを核内に向かって放出していることを明らかにした画期的な成果である（図2）．核内LDは，細胞内の新たな小器官として，核内環境に影響を与え，核内反応を制御している可能性がある．本研究は出芽酵母を用いたもので，核内LDも変異体という特殊な条件を用いて誘導されたものである．今後，多くの細胞種で，生理的な条件で核内LDの存在や機能が明らかになることが期待される．

（国立遺伝学研究所　木村　暁）

トピックス RNA新大陸は幻か否か

高等真核生物のゲノムからは大量の長鎖ノンコーディングRNA（lncRNA）が転写されていることが明らかとなり，それらはまさに「RNA新大陸」の発見であるという衝撃的なプレスリリースが出たのは2005年．あれから10余年．lncRNAがさまざまな生命現象を制御しているという報告が次々と出てくる一方，それらの研究はsiRNAやモルフォリノオリゴを用いたものがほとんどで，そこで明らかとなった表現型はじつはオフターゲット効果，つまり狙いとは別の遺伝子のノックダウンによるものではないかという懐疑的な見方も根強くある．今回，ゼブラフィッシュと線虫で，lncRNAの変異体を体系的に解析した論文が相次いでbioRxivに掲載されたので，それらを紹介したい．

ゼブラフィッシュで変異体の解析を報告しているのは，ハーバード大学のSchierらの研究グループである（Goudarzi M, et al：bioRxiv：374702, 2018）．彼らは種間で保存されているlncRNAについて32種類の欠失変異体を作製し，胚発生や生殖能力等の表現型を解析した．ところが，異常がみられたのはlnc-Phox2bbたった1種類だけであり，そのlnc-Phox2bbにしても，より短い欠失をもつ変異体では転写産物が消失

しているにもかかわらず表現型がみられなかったことから，lncRNAの大部分は胚発生や個体の生存には必須ではなく，その遺伝子領域に機能があるとすれば転写産物としての機能ではなく転写制御領域としての機能であろうという結論に達している．彼らはノックダウン実験によって機能が示された既報のlncRNAについても比較実験をしており，それらの表現型はオフターゲット効果によるものであることも丁寧に示している．

では，RNA新大陸は幻だったのか？ 線虫での変異体の解析を報告しているのはケンブリッジ大学のMiskaとEarlham研究所のHaertyらの研究グループで（Akay A, et al：bioRxiv：383919, 2018），彼らは複数のエキソンからなり種間で保存された146種類のlncRNAのうち10種類について欠失変異体を作製し，こちらも胚発生や外見上大きな異常がみられなかった．しかしながら，自動撮影装置等を用いて表現型をバイアスなしに解析すると，4種類については産卵数に異常がみられ，6種類については体の大きさに異常がみられることが明らかとなったのである．また，RNAiを用いたノックダウン実験も行い，少なくとも2種類については欠失変異体とノックダウンの表現型が一致することも確認している．

これらの結果から一つ確実にいえるのは，大半のlncRNAが生存に必須ではなく，古典的な発生現象のキーとなる現象を制御しているものでもないということであろう．しかしながら，変異体が外見上の異常を示さないことが分子機能をもたないということはない．変異体が外見上の異常を示さないCyranoというlncRNAが，あたかも酵素のようにmiR-7を不安定化しているという全く新しい（しかも興味深い）分子機構が明らかにされたことは記憶に新しい（Kleaveland B, et al：Cell, 174：350-362.e17, 2018）．変異体を作製し，その表現型を深く，詳細に解析する．その地道な作業のくり返しが真に新しい分子機構の発見につながるというのが，これら一連の変異体解析が語っていることなのではなかろうか．

（北海道大学　中川真一）

運命決定に中心的に働く転写因子：パイオニア因子
出芽酵母における網羅的な同定と機能解析

多細胞生物の細胞運命決定において中心的な役割を担う転写因子は，パイオニア因子とよばれ，ヌクレオソーム（以下Nuc）構造の有無にかかわらず，標的配列に結合する能力を有するとされているが，その作用機序についてはいまだ不明な点が多い（通常の転写因子はNuc中の標的配列には結合できず，パイオニア因子がNuc構造を破壊 or 変形した後にはじめて結合が可能になると考えられている）．今回，L. BaiおよびD. Shoreらの研究グループは，出芽酵母のパイオニア因子とされるNuc脱離因子（NDF：nucleosome-displacing factor）の機能について独立に解析を行い，得られた知見をMolecular Cell誌に報告した1)～3)．

まずL. Baiら2)は，104種類の転写因子に対する標的配列（方向・位置・親和性・コピー数等の条件をさまざまに変えているため，実際には16,667種類もの配列が使用されている）を7個のNuc構造を有するモデルプロモーター中に挿入した．その後，標的配列近傍に生じるNuc構造の変化を，次世代シークエンサーを用いてハイスループットに調べることにより，6種類の転写因子（Abf1, Cbf1, Mcm1, Rap1, Reb1, Orc1）のみが強力なNDF活性を有することを明らかにした．Abf1, Rap1, Reb1はGRF（general regulatory factor）ともよばれ，すでにNDFとしてよく知られている因子であるが，ゲノムワイドな解析においても同様の活性を有する因子が6種類のみしか同定されえなかったことは特筆に値する．また弱いNDF活性を有する23種類の転写因子が同時に同定されたが，少なくともこれらの一部について

は，高発現条件下においてGRFと同程度の強いNDF活性を示すことも明らかとなった．その他さまざまな解析から，NDFとして機能するためには，①発現量が高いこと，②標的配列との親和性が高いこと，の2点が特に重要であることが示された．

一方，Shoreら[3]は，GRF（Abf1, Rap1, Reb1）とRSC（生育に必須のヌクレオソームリモデリング因子）がどのようにしてプロモーター上のNuc構造を変換するかをゲノムワイドに詳しく調べた．その結果，両転写因子がNucの再配置に関与するプロモーターは全遺伝子の半数以上にもおよぶことが示され，グローバルな転写開始制御機構の存在が明らかとなった（図3）．さらに，①GRFはGRF結合部位を，RSCはポリAモチーフとG/Cリッチモチーフを認識することによりプロモーターに結合すること，また②両転写因子は相互に依存することなく，独立に機能することが明らかとなった．したがって，GRFがRSCをリクルートすることにより＋1 Nucの移動を誘起するのではないかという従来の仮説は否定されたことになる．またポリAモチーフとG/Cリッチモチーフ間の距離や方向とRSCによるNuc移動活性の強度についても新たな知見が得られた．

iPS細胞の作製に必要なOct4, Sox2, Klf4等の転写因子もパイオニア因子であり[4]，その機能の解明はきわめて重要である．今回出芽酵母において得られた知見がどこまで多細胞生物に敷衍できるのか，今後注意深く検討する必要が

ある[5]．また従来，ヌクレオソーム構造を介したゲノムDNAの凝縮は転写に抑制的に働く（パイオニア因子は抑制的なヌクレオソーム構造を破壊or変形することで転写を活性化する）と考えられてきたが，定常期の大腸菌では，転写を阻害することなくゲノムDNAの凝縮を行うタンパク質が存在するとの報告もあることから[6]，パイオニア因子の機能については，より広い視野で考えていく必要があると思われる．

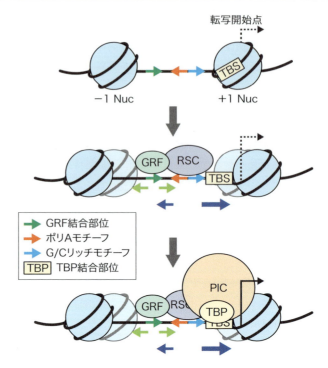

図3　転写開始におけるGRFとRSCの機能と両転写因子のプロモーター結合に必要なDNAモチーフの位置関係を示す模式図

GRFはGRF結合部位を，またRSCはポリAモチーフとG/Cリッチモチーフを認識し，プロモーターに結合する．これらの転写因子は独立に働き，ヌクレオソーム（−1 Nuc，＋1 Nuc）の位置を横方向にずらすことで，TBPのプロモーター結合を可能にしている（TBPはNuc内部に存在するTBP結合部位を認識できないため，転写開始には特に＋1 Nucの移動が重要となる）．TBP結合後は，転写開始前複合体（PIC）が形成され，転写が開始する．RSCによるNucの移動活性は，G/CリッチモチーフがポリAモチーフの5′側に存在する場合に強まることに注意（矢印の大きさは移動活性の強度を示す）．（文献3より引用）

文献

1) Henikoff S & Ramachandran S：Mol Cell, 71：193-194, 2018
2) Yan C, et al：Mol Cell, 71：294-305.e4, 2018
3) Kubik S, et al：Mol Cell, 71：89-102.e5, 2018
4) Soufi A, et al：Cell, 161：555-568, 2015
5) Zaret KS：Nat Genet, 50：167-169, 2018
6) Janissen R, et al：Cell, 174：1188-1199, 2018

（横浜市立大学大学院
生命医科学研究科
古久保哲朗）

中国での大学院生やポスドクの待遇について

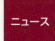

復旦大学生命科学学院の服部素之と申します．今回は中国での大学院生やポスドクの待遇について，中国のいちPIの視点からご紹介いたします．

大学院生の待遇ですが，日本と比べると非常に恵まれています．まず，修士，博士ともに全員に寮があり，その寮の家賃も格安です．例えば，復旦大学の場合，年間家賃1,200元（約2万円）ほどになります．また，学費についても学費と同額の補助が出るので，実質無料となっています．さらに，大学および所属研究室から3万円から5万円程度の給与が毎月あります．この給与の額はやや低いですが，学校の食堂が一食100～200円程度なので，格安の寮費と実質無料の学費とあわせて考えると，親からの仕送りやアルバイトの必要なく，十分に生活できるはずです．つまり，大学院生が経済的に不安なく研究に集中できる環境が提供されています．その一方，卒業への要件が近年は厳しくなっており，通常3年間の修士課程および同じく通常3年間の博士課程ともに卒業のためには論文発表が必要となっています．復旦大学生命科学学院の場合，修士の場合，国内誌もしくは国際誌での筆頭著者論文発表，博士の場合，国際誌での筆頭著者論文発表がそれぞれ必須となっています．中国ではインパクトファクターが評価の際に重視されることが多いのですが，復旦大学の博士取得の場合，インパクトファクターがおよそ5以上のジャーナルに発表していることが望ましいようです．

次にポスドクの待遇ですが，これはかなりケースバイケースです．給与について私が聞いた限りでは，年間10万元（約160万円）から40万元（約640万円）の範囲の例があります．年間10万元と聞くと日本と比べてかなり低い印象がありますが，例えばうちの大学の場合，ポスドクも教職員寮に入ることが可能です．その場合，2DKないし3DKで月1～2万円程度の家賃で，さらに食費も日本よりも安いため，10万元の年収で生活は十分にできるかと思います．

日本のポスドクとの大きな違いとしては，国の規定上，ポスドクは2年間までと定められているので，同じ研究室にいられるのは2年間までとなります．ただ，肩書をリサーチアシスタントとしたり，メンターを変更したりして，2年以上研究を続けるケースもしばしばあるようです．また，ポスドクになるインセンティブとしてしばしばあるのが，ポスドクになるとその都市の戸籍がもらえることがあります．中国では都市の戸籍がないと，その都市に住むうえでのさまざまな制限があるため，これは地方出身者には大きな魅力のようです．また，ポスドク期間中に有名誌に論文を発表すると，学内審査の上，日本でいう講師や准教授相当のポジションに内部昇進可能というのもインセンティブの一つかもしれません．

以上，中国での大学院生やポスドクの待遇について紹介いたしました．海外の研究環境を知ることで日本の研究環境を考えるきっかけとなっていただけたらと思います．

（復旦大学生命科学学院 服部素之）

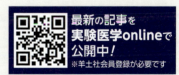

若きサイエンスの萌芽

3号連載－3

第6回 TOBIRA 研究助成奨励賞

分子標的を用いた網羅的癌早期発見

髙橋　淳

吉備国際大学
保健医療福祉学部 理学療法学科

　ヒト癌の大半で癌化初期から異常に増加する腫瘍促進因子 FEAT を見出した。FEAT タンパクを検出する ELISA キットを作成して血漿を測定した。卵巣癌、乳癌、肺癌、食道癌、胃癌、大腸癌、膵癌、胆嚢癌、胆管癌、咽喉頭癌、子宮癌、中皮腫、メラノーマ、原発不明癌の患者 134 例で、健常人 8 名より血中 FEAT が有意に高かった。40 歳以上の人口約 7000 万人から、FEAT 検出キットを用いた簡易な血液検査で 100 人に 1 人程度に絞り込み、FDG-PET などの全身の画像検査で検出する癌早期診断を目指したい。

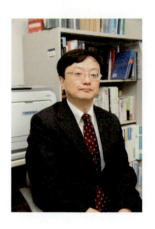

●FEAT の発見

　ヒトは加齢で癌を自然発症する運命にある。しかも、癌化の早期から癌細胞は全身に微小転移している。複雑・不均一で抗癌剤や分子標的治療薬に耐性の癌が成立する前の段階で発見できれば、癌をコントロールする二次予防が可能になる。しかし、癌スクリーニングを可能にする多数の癌に共通の分子標的は見出されていなかった。アポトーシスの無細胞系を用いて精製した細胞死抑制タンパク FEAT のトランスジェニックマウスは、48% に悪性リンパ腫、35% に肝癌を自然発症した。FEAT は日本人に起こる癌の約 8 割におよぶ多種の癌、早期癌、前癌病変で異常増加している一方で、正常組織での発現は弱く、精巣、脳、肝に限局していた (Takahashi, Sci. Rep. 2011; 1: 15)。この発現パターンは、癌スクリーニングの標的になりうると考えられた。

●血中 FEAT 検出キット

　FEAT は主に細胞質に局在するが、高感度免疫沈降法により癌患者の血漿から FEAT タンパクが検出された。ELISA キットを作成して血漿を測定し、癌患者では健常人に比して血中 FEAT 濃度が有意に高かった (Li, J. Transl. Med. 2016; 14: 275)。今後、モノクローナル抗体作出、自動化キットなどの技術開発を目指したい。

●FEAT を標的とした網羅的癌早期発見

　全身の画像検査を行えば小さな癌を検出できるが、癌年齢の全日本人の定期的 FDG-PET 検査は現実的でない。

　そこで、血中 FEAT 検査が有用となる。40 歳以上の人口約 7000 万人から、簡易な血液検査で 1/100 程度に絞り込むことで、定期的画像検査を可能にできる (図)。血中 FEAT が陽性で画像診断が陰性の場合は、検出限界以下の前癌病変への対策として、抗 FEAT 免疫療法や FEAT 阻害剤を開発し活用する。その後に血中 FEAT が減少すれば、癌予防の効果判定としても役立つ。このように FEAT による癌早期発見と、FEAT を標的とした癌予防法は、車輪の両輪のように相補する。

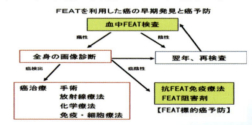

　進行癌の罹患数が減れば、癌患者一人当たりに高額の医療費を費やすことが可能になる。癌の全遺伝子を解読し、人工知能 (AI) を用いて患者の個人レベルで最適な治療方法を選別する精密医療 (Precision Medicine) が模索されている。しかし、高齢化で癌患者が急増し医療保険の財政が逼迫している現状で、莫大な費用を要する精密医療を日本で現実化できるか、疑問視する向きもある。FEAT を標的とした癌早期発見、癌予防法は、医療経済に対する効果で、日本での精密医療を可能にする切り札になるかもしれない。

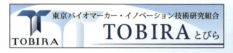

第 8 回研究交流フォーラム 2019.5.10 開催予定
E-mail : info@tobira.tokyo
URL : http://www.tobira.tokyo/
TEL : 03-6380-9530

産・官・学・医の連携を

Current Topics

Takahashi N, et al : Cancer Cell, 33 : 985-1003, 2018

がん細胞はワサビ受容体を発現することで酸化ストレス耐性を亢進させている

高橋重成

> がん細胞は通常細胞に比べ高いレベルの酸化ストレス耐性を持つが、その機構の詳細は未解明であった。今回、主に感覚神経にてワサビ受容体として機能するTRPA1チャネルが多くのがん細胞において発現しており、酸化ストレスに対する耐性を亢進させることにより、がんの増殖および治療抵抗性を誘導することを明らかにした。

　好気性生物にとって必要不可欠である酸素は、代謝の過程で反応性の高い活性酸素種（reactive oxygen species：ROS）を生み出してしまう。一般的にがん細胞は、代謝系の異常、高い増殖性などさまざまな理由から、通常細胞に比べて高いレベルのROS、つまり酸化ストレスに曝されている。特に、細胞外マトリクスからの解離はさらなるROSを産生させるため、酸化ストレスへの適応はがん細胞の特徴である足場非依存性増殖においてとりわけ重要である[1]。また、放射線治療や一部のがん化学療法はROSを発生させることでがん細胞を攻撃するため、酸化ストレス適応能は治療抵抗性とも深いかかわりがある。

　現在、がん分野における酸化ストレス適応に関する研究の多くは、酸化ストレス消去系（抗酸化システム）の亢進または獲得に焦点が当てられており、発がんおよび転移において抗酸化システムの重要性が報告されている[2,3]。しかし、一般的にがん細胞は抗酸化システムを亢進させている一方で、依然として通常細胞に比べて高いレベルの酸化ストレスに曝されており、われわれは、抗酸化システムに加え、別の酸化ストレス耐性機構がはたらいている可能性を考えていた。加えて、

がんの抗酸化システムを標的にした治療法は通常細胞への毒性が高く、臨床試験においても良好な結果は得られていない。そのため、抗酸化システム非依存的な酸化ストレス適応経路の同定は、きわめて重要な課題である。

　われわれのグループは以前、細胞内外のさまざまな環境変化を感知するCa^{2+}透過型陽イオンチャネル群TRP（transient receptor potential）の一部が、細胞内酸化センサーとして機能することを明らかにしている[4,5]。なかでも、主に感覚神経や迷走神経に発現するTRPA1はもっとも高い酸化感受性を示し[5]、ROSを含む内因性炎症関連物質および求電子性を示すワサビの辛み成分であるアレルイソチオシアネート等の外因性侵害物質を感知し[6]、疼痛、咳、呼吸活動の変化などの生体防御反応を惹起させる。またTRPA1はいくつかの抗がん剤によっても活性化し、抗がん剤投与に伴う疼痛にも関与している[7,8]。興味深いことに、TRPA1を含むいくつかのTRPチャネルが一部の腫瘍において発現上昇していることがごく最近報告された[9]。このような背景のもとで、われわれは酸化センサーTRPチャネルを介した細胞内Ca^{2+}流入が、新規酸化ストレ

Cancer cells co-opt the neuronal redox-sensing channel TRPA1 to promote oxidative-stress tolerance
Nobuaki Takahashi：Department of Cell Biology, Harvard Medical School（ハーバード大学医学大学院細胞生物学分野）

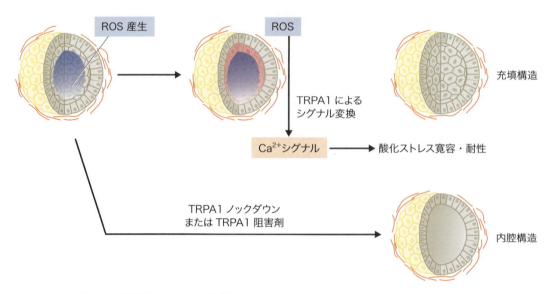

図1 TRPA1を介した新規酸化ストレス応答経路
TRPA1は古典的酸化ストレス応答経路である抗酸化システムに影響をおよぼさない一方，ROSをCa^{2+}シグナルに変換し，酸化ストレス寛容・耐性を誘導する．

ス適応経路を担っているのではないかと予想し，本研究を開始した．

TRPA1の発現はさまざまながんにおいて上昇している

米国における大規模がんゲノムプロジェクトであるThe Cancer Genome Atlas（TCGA）に基づき，さまざまながんにおけるTRPチャネルホモログ（全28種類）のmRNA発現を解析した結果，乳がん，腎がん，肺がん等のいくつかのがんにおいて，TRPA1がもっとも発現上昇していることが明らかになった．また，乳がんおよび肺がん患者由来の腫瘍切片を用いた免疫組織染色により，TRPA1はタンパク質レベルでも発現が上昇していることを確認した．

細胞外マトリクス解離により産生されたROSはTRPA1を活性化し，それにより生じる細胞内Ca^{2+}流入はアポトーシスを抑制する

一般的に，上皮細胞を三次元培養した際に形成される球状密集体の内部（細胞外マトリクスから遊離した細胞群）では，高レベルのROSが蓄積しており，これにより細胞死が誘導され，内部が空洞化していることが知られている[1]．一方，多くのがん細胞では，内部が充填された球状密集体構造を示す．そこで，TRPA1が球状密集体内部のROSおよびCa^{2+}濃度に与える影響をがん細胞において評価した結果，TRPA1はROSの産生量に変化をおよぼさなかった一方，細胞内Ca^{2+}濃度を上昇させていることが明らかになった．つまり，TRPA1は細胞外マトリクス解離により産生されたROSにより活性化し，細胞内へCa^{2+}を流入させていることが示唆された（**図1**）．

興味深いことに，TRPA1はROSの産生量を低下させないにもかかわらず，球状密集体の内部において誘導されるアポトーシス，またそれにより生じる空洞化を著しく抑制していることが明らかとなった．つまり，TRPA1を介した細胞内Ca^{2+}流入は抗酸化システムという古典的な経路ではなく，酸化ストレスに対する寛容性・耐性を亢進させるという，新たなる経路を活性化していることがわかった（**図1**）．

TRPA1阻害剤投与は腫瘍の成長を抑制し，また抗がん剤の効果を向上させる

TRPA1ががん創薬における有用な標的になりうるのか評価すべく，PDX（patient derived xenograft）マウスモデルにおいて，経口投与可能なTRPA1阻害剤AM-0902が腫瘍の成長に与える影響を調べた．その

結果，AM-0902投与が腫瘍細胞のアポトーシスを亢進させ，腫瘍サイズを有意に減少させることを見出した．

ROSを介したTRPA1の活性化はアポトーシスを抑制することがわかったことから，われわれは抗がん剤によるTRPA1の活性化がROSを発生させることでがん細胞を攻撃する治療の抵抗性にかかわっているのではないかと予想した．実際，PDXマウスモデルにおいて，AM-0902はプラチナ製剤の一種であるcarboplatinの効果を向上させることが明らかになった．

TRPA1を介したCa²⁺流入はRAS-ERK/AKT/mTORシグナル経路の活性化を介し抗アポトーシス因子の発現を誘導する

逆相タンパク質アレイ（RPPA）を用いた実験により，TRPA1を介したCa^{2+}流入がシグナル経路に与える影響を網羅的に評価した結果，TRPA1はRAS-ERK/AKT/mTORシグナル経路の活性化および抗アポトーシス因子であるMCL-1の発現を増大させていることを明らかにした．

特異的阻害剤および遺伝子ノックダウンを用いた個別のアッセイにより，Ca^{2+}流入がどのようにしてRAS-ERK/AKT/mTORシグナル経路を活性化しているのか調べた結果，Ca^{2+}感受性キナーゼであるPYK2の活性化を介したものであることが明らかになった（図2）．

腫瘍細胞におけるTRPA1の発現誘導はNRF2が一端を担っている

酸化ストレス応答の一環として，がん細胞は酸化ストレスに伴いTRPA1の発現を誘導するのか検討を行った．その結果，TRPA1の発現レベルが低いがん細胞種においては，ROSの一種である過酸化水素（H_2O_2）を処置することにより，TRPA1の発現が増大した．一方興味深いことに，TRPA1の発現レベルがそもそも高い肺がん細胞においては，H_2O_2によるTRPA1の発現誘導が確認されなかった．そこで，TRPA1の発現レベルが低い細胞種と高い細胞種との間で，遺伝子変異・変動にどのような違いがあるのか調べた結果，TRPA1の発現レベルが高い肺がん細胞においては，酸化ストレス誘導型転写因子NRF2の恒常活性化を引き起こす遺伝子変異および欠損が認められることがわかった．NRF2の活性は酸化センサーであるKEAP1によって制

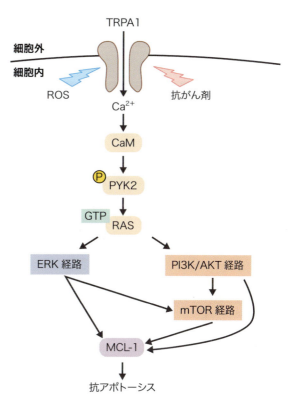

図2　TRPA1による抗アポトーシスプログラムの誘導機構
ROSまたは抗がん剤によるTRPA1の活性化はCa^{2+}感受性PYK2，RAS-ERK/AKT/mTORシグナル経路を活性化させることで，抗アポトーシスプログラムを誘導する．

御されており，主に抗酸化にかかわるタンパク質群の発現を誘導する．そこで，NRF2のノックダウンを適用したところ，TRPA1の発現レベルが低いがん細胞種においてはH_2O_2によるTRPA1の発現誘導が劇的に減少し，TRPA1の発現レベルの高いがん細胞種においてはその発現がほぼ消失することが明らかになった．つまり，ROSによるNRF2活性化または遺伝子変異・欠損に伴うNRF2の恒常活性化が腫瘍におけるTRPA1の発現を制御していることが示された．

続いて，NRF2が直接的にTRPA1の発現誘導を行っているか検討すべく，chromatin immunoprecipitation（ChIP）およびChIPシークエンスの解析を行った結果，TRPA1遺伝子の上流および下流の2カ所においてNRF2との結合が認められた．そこで，CRISPR-Cas9技術を用いてNRF2結合サイトに変異を加

え，NRF2との結合およびTRPA1発現に与える影響を評価した．その結果，NRF2結合サイトの変異はNRF2との結合を減弱させるだけではなく，H_2O_2によるTRPA1の発現誘導およびNRF2恒常活性化に伴うTRPA1の発現誘導を劇的に抑制させた．以上の結果により，NRF2はTRPA1の発現を直接的に制御していることが示された．

おわりに

一般的にNRF2は酸化ストレス消去系にかかわっていることが知られている．しかし，今回の発見により，TRPA1を介した酸化ストレスに対する耐性という抗酸化システム非依存的経路までも発現誘導することが明らかになった．このように，がん細胞は酸化ストレス消去系および酸化ストレス耐性という2つの機能を亢進させることで，厳しい酸化ストレス下においても増殖・生存できるような戦略をとっているものと思われる．

今回の発見はTRPA1を標的とした新たなるがん治療法の確立に貢献できる可能性がある．TRPA1阻害剤は新規疼痛および喘息治療薬としてすでに米国にて臨床試験中であり，現在までのところ中枢神経系を含めた主だった副作用は報告されていない．そのため，TRPA1を標的とした新規がん治療薬は臨床へと迅速に適用拡大できるかもしれない．

文献

1) Schafer ZT, et al：Antioxidant and oncogene rescue of metabolic defects caused by loss of matrix attachment. Nature, 461：109-113, 2009
2) Harris IS, et al：Glutathione and thioredoxin antioxidant pathways synergize to drive cancer initiation and progression. Cancer Cell, 27：211-222, 2015
3) Piskounova E, et al：Oxidative stress inhibits distant metastasis by human melanoma cells. Nature, 527：186-191, 2015
4) Yoshida T, et al：Nitric oxide activates TRP channels by cysteine S-nitrosylation. Nat Chem Biol, 2：596-607, 2006
5) Takahashi N, et al：TRPA1 underlies a sensing mechanism for O2. Nat Chem Biol, 7：701-711, 2011
6) Jordt SE, et al：Mustard oils and cannabinoids excite sensory nerve fibres through the TRP channel ANKTM1. Nature, 427：260-265, 2004
7) Nassini R, et al：Oxaliplatin elicits mechanical and cold allodynia in rodents via TRPA1 receptor stimulation. Pain, 152：1621-1631, 2011
8) Miyake T, et al：Cold sensitivity of TRPA1 is unveiled by the prolyl hydroxylation blockade-induced sensitization to ROS. Nat Commun, 7：12840, 2016
9) Park YR, et al：Data-driven Analysis of TRP Channels in Cancer: Linking Variation in Gene Expression to Clinical Significance. Cancer Genomics Proteomics, 13：83-90, 2016

● 著者プロフィール ●

高橋重成：2006年，京都大学工学部卒業．'10年，同大学大学院工学研究科博士課程修了．'10〜'14年，京都大学先端医工学研究ユニット特定助教を経て，'15年よりHarvard Medical School Instructor. chemical Biology, neuroscienceという，cancer biologistとしては異色のバックグランドを生かし，他の研究者とは異なった視点からがんにおけるストレス感知・応答機構を解明していきたいと考えている．

筆頭著者のつぶやき

形質膜に存在する受容体，イオンチャネル，トランスポーター等の膜タンパク質は，細胞外（内）の情報を細胞内（外）に伝える重要な分子である．特に，細胞内Ca^{2+}はセカンドメッセンジャーとしてさまざまな細胞応答を引き起こすことが知られているため，Ca^{2+}透過型チャネルは非常に重要なシグナル伝達分子である．しかし，PubMedにて，Ca^{2+}, channel, cancerというキーワードでここ10年間の論文数を調べてみると，わずか約300報しか存在しないことがわかる．一方，受容体，例えばgrowth factor receptorについて検索を行ってみると約65,000報もの論文が報告されている．このように，Ca^{2+}チャネルはがん分野においてはこれまでほとんど注目されてこなかったことがよくわかる．今回の論文を期に，「イオンチャネル」と「がん」という新たなる研究領域の発展に貢献できたらと願っている．

（高橋重成）

Current Topics

Toda S, et al : Science, 361 : 156-162, 2018

自己組織化により生じる多細胞からなる構造を人工的に作製する

戸田　聡，Leonardo Morsut，Wendell A. Lim

> 遺伝子工学技術の発展にもかかわらず，細胞を操作して望み通りの形態をもった組織を作製するまでには至っていない．本研究では，細胞接着分子を制御する人工的な細胞間シグナル伝達ネットワークを設計することにより，自己組織化により生じる多細胞からなる組織構造を作製するための新たな手法を開発した．

　われわれの体は，約37兆個もの細胞からできていると考えられている．複雑な体の構造は，体を構成する器官，器官を構成する機能的な組織，組織を構成する適切に配置された細胞へと解剖学的に分解することができる．一方で驚くべきことに，このような構造はもとをたどれば1つの受精卵からはじまり，細胞が多様な細胞種へ分化し，増殖や細胞死，パターン形成などを経て自律的に形成されている．細胞は，受容体を通して周囲の環境を感知し，細胞内分子による複雑な反応を介して，アウトプットとして遺伝子発現や細胞の形態変化などを出力することができる．この細胞の能力に基づく細胞間コミュニケーションは，細胞が集団行動をとり組織を形成するために重要であると考えられるが，どのような細胞間コミュニケーションによってどのような形状の組織が形成されるのか，については不明確なままであり，またこの問いを体系的に検討する手法もなかった．そこで，われわれは，細胞間接触によるシグナル伝達を行うNotch受容体を改変し，インプットとして認識する分子とアウトプットとして発現する遺伝子を自在にプログラムすることができる人工受容体 "synthetic Notch receptor (synNotch)" を開発した（図1A）[1]．本研究では，synNotchシステムを用いて人工的な細胞間コミュニケーションを設計し，細胞に自律的に複雑な構造を形成させることをめざした[2,3]．

形態形成を引き起こす人工的な細胞間シグナル伝達ネットワークの設計

　synNotchを発現する "Receiver細胞" は，"Sender細胞" の発現するsynNotchのリガンドを認識することで，特定の遺伝子の発現を誘導することができる．そこで，われわれは，synNotchを用いた細胞間コミュニケーションにおいて，①細胞の種類を示す蛍光タンパク質，②細胞の配置換えを引き起こす細胞接着分子カドヘリン[4,5]，③新たなシグナル伝達を引き起こすsynNotchリガンド，の3種類のアウトプットを誘導することにより，細胞が高次構造へ自己組織化するプログラムを設計した（図1B）．このプログラムをもともと特定の構造に自己組織化する能力をもたないマウス線維芽細胞株L929に導入した．L929細胞は，超低接

Programming self-organizing multicellular structures with synthetic cell-cell signaling
Satoshi Toda[1]/Leonardo Morsut[1,2]/Wendell A. Lim[1] : Department of Cellular and Molecular Pharmacology, Center for Systems and Synthetic Biology, University of California San Francisco[1]/Eli and Edythe Broad CIRM Center for Regenerative Medicine and Stem Cell Research, University of Southern California[2]（カリフォルニア大学サンフランシスコ校[1]/南カリフォルニア大学[2]）

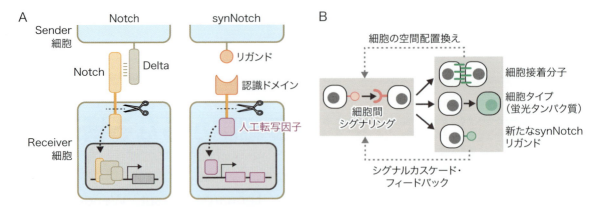

図1　synNotchシステムを用いた人工の細胞間コミュニケーションの設計
A）synNotchシステム．Notch受容体は膜タンパク質Deltaと結合すると，張力により構造変化を起こし，細胞膜付近でプロテアーゼにより切断され，細胞内ドメインが核へと移行し遺伝子の転写を引き起こす．synNotchは，Notch細胞外ドメインを任意のリガンドを認識する配列（一本鎖抗体など）に置き換え，細胞内ドメインを特定の転写因子に置き換えることにより，任意のリガンドを認識して任意の遺伝子の発現を誘導する．B）本研究で設計した細胞間コミュニケーション．新たなリガンドの誘導や細胞接着による細胞の配置換えは，新たな細胞間シグナル伝達を引き起こす．

着性表面の丸底ウェル上では，細胞どうしがゆるく結合したスフェロイドを形成する．そこで，L929細胞が人工的な形態形成のプログラムによりどのような構造を形成するかを共焦点顕微鏡により観察した．

対称および非対称な多層構造の作製

まず，図2A左に示すようにSender細胞がsynNotchを介してReceiver細胞にEカドヘリンおよびGFPの発現を誘導する細胞間コミュニケーションを設計した．このSender細胞とReceiver細胞各100個を共培養したところ，Receiver細胞はEカドヘリンを誘導して互いに強く結合し，スフェロイドの中心部にGFPを発現するコアを形成した．一方，カドヘリンを発現しないSender細胞はコアの周辺に押し出され，最終的に2層構造が形成された（図2A右）．

より複雑な構造を形成するため，2層構造を形成するSender→Receiverのシグナル伝達の後に，遅れてReceiver→Senderへシグナル伝達が起こるシグナルカスケードを設計した（図2B左上）．まず，Sender細胞がCD19リガンドを介して，Receiver細胞のsynNotchを活性化し，高発現のEカドヘリンおよびGFPlig（GFPと膜貫通ドメインの融合タンパク質）の発現を誘導する．つづいて，GFPligがSender細胞のsynNotchを活性化し，低発現のEカドヘリンとmCherryを誘導する．その結果，最初のシグナル伝達により，EカドヘリンおよびGFPligが誘導されたReceiver細胞がコアを形成し，Sender細胞は外層を形成した．遅れてGFPligによる2段階目のシグナル伝達により，コアに接するSender細胞のみが活性化され，EカドヘリンとmCherryを発現した中間層が形成された．最終的に，Sender細胞およびReceiver細胞の2種類の細胞から，コア，中間層，外層からなる3層構造が自己組織化された（図2B左下）．

動物の発生過程においては，体軸の形成など自発的に対称性が破れ極性をもつ構造が形成される．そこで，非対称構造を作製するため，3層構造を形成する細胞間コミュニケーションにおいて，発現量の異なるEカドヘリンの代わりに異なる種類のカドヘリンを誘導した．同種親和性は強いが異種親和性が弱いカドヘリン（NカドヘリンとPカドヘリン）の組合わせを発現させることにより，水と油が分離するように細胞集団の分離を引き起こすことができ，多様な形態の3層構造が形成された（図2B右）．

以上の自己組織化過程の観察から，「細胞間でのシグナル伝達→細胞接着による細胞の配置換え→新たに隣接した細胞間でのシグナル伝達」のサイクルにより，細胞種類の増加を伴う複雑な構造の形成が可能になる

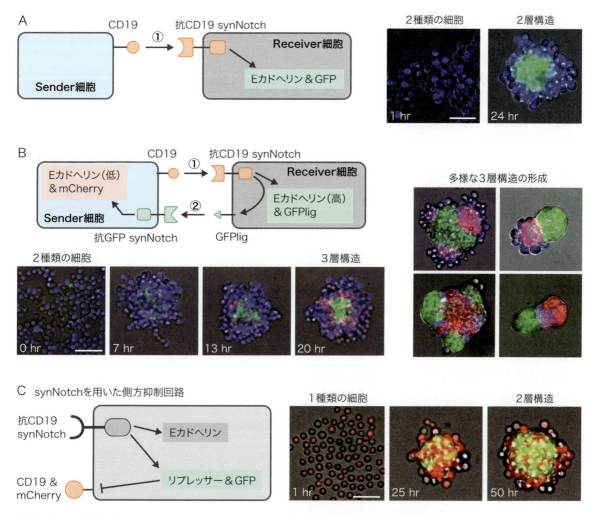

図2 人工の細胞間コミュニケーションによるさまざまな多層構造の自己組織化
A）Eカドヘリンの発現の誘導による2層構造の自己組織化．B）カドヘリンの発現を制御する2段階のシグナルカスケードによる対称および非対称の3層構造の形成．C）Eカドヘリンの発現を制御する側方抑制シグナル回路による1種類の細胞からの2層構造の形成．スケールバー＝100μm．

と結論した．また，さまざまなモデル生物において組織は物理的な損傷を受けた後に再生可能であることから，人工的に作製した3層構造（図2B左下）が損傷後にどのように形態変化するかを観察した．マイクロギロチン[6]とよばれるマイクロ流路系を用いて3層構造を真半分に切断したところ，切断直後はコアを形成しているGFP陽性の細胞が切断面において外部へ露出していたが，時間とともにmCherry陽性の中間層によって再び包み込まれ，24時間後には3層構造が再生可能であることが示された．

1種類の細胞から2層構造の作製

動物の胚発生初期において，受精卵は細胞分裂をくり返しながら，細胞運命が枝分かれし，内部細胞塊と栄養膜からなる胚盤胞を形成する．そこで，均一な細胞集団が2種類に枝分かれして形態形成する過程を人工的につくり出すことをめざした．これまでの研究により，側方抑制とよばれる細胞間シグナル回路により均一な細胞集団から相反する2種類の細胞の状態が生じることが知られている[7]．例えば，隣接する細胞の間でNotchを介してDeltaの発現を抑制する側方抑制

回路を導入すると，均一な細胞集団がDelta陽性かつNotch不活性の細胞とDelta陰性かつNotch活性化の細胞に二極化する[8]．そこで，CD19を認識する抗CD19-synNotchがCD19の発現を抑制する側方抑制回路をL929細胞に導入し，さらにsynNotchの標的としてEカドヘリンを追加した（図2C）．その結果，細胞はCD19陽性細胞とCD19陰性かつsynNotch活性化かつEカドヘリン陽性細胞に自発的に二極化した．後者の細胞はEカドヘリンにより互いに強く結合してコアを形成し，CD19陽性細胞は外層に押し出され，最終的に1種類の均一な細胞集団から2層構造が自己組織化された．

おわりに

本研究では，細胞接着を制御する人工的な細胞間コミュニケーションにより，動物の発生でみられる重要な特徴である，ロバストな自己組織化，段階的にプログラムされた形態形成過程，細胞種類の増加，非対称構造の形成，物理切断後の再生を再現することができた．さらに今後は細胞接着にくわえ，動物の発生過程で重要な因子であるモルフォゲン，細胞増殖や細胞死，細胞遊走などの新たな要素を細胞間コミュニケーションに導入することで，より複雑で巧妙な組織構造を作製することが期待される．発生過程を人工的につくり出し，細胞を特定の形態へ自己組織化させる手法の開発は，単細胞生物が多細胞生物へと進化するための十分条件の探索や，自己修復する生体材料や人工組織の作製に役立つと考えられる．

文献

1) Morsut L, et al：Engineering Customized Cell Sensing and Response Behaviors Using Synthetic Notch Receptors. Cell, 164：780-791, 2016
2) Elowitz M & Lim WA：Build life to understand it. Nature, 468：889-890, 2010
3) Rubenstein M, et al：Robotics. Programmable self-assembly in a thousand-robot swarm. Science, 345：795-799, 2014
4) Nose A, et al：Expressed recombinant cadherins mediate cell sorting in model systems. Cell, 54：993-1001, 1988
5) Vendome J, et al：Structural and energetic determinants of adhesive binding specificity in type I cadherins. Proc Natl Acad Sci U S A, 111：E4175-E4184, 2014
6) Blauch LR, et al：Microfluidic guillotine for single-cell wound repair studies. Proc Natl Acad Sci U S A, 114：7283-7288, 2017
7) Collier JR, et al：Pattern formation by lateral inhibition with feedback: a mathematical model of delta-notch intercellular signalling. J Theor Biol, 183：429-446, 1996
8) Matsuda M, et al：Synthetic lateral inhibition governs cell-type bifurcation with robust ratios. Nat Commun, 6：6195, 2015

● 筆頭著者プロフィール ●

戸田 聡：2014年京都大学大学院医学研究科を卒業後，同年同博士研究員を経て，'15年よりカリフォルニア大学サンフランシスコ校博士研究員．細胞機能を正確に制御することのできる分子ツールを開発し，細胞の挙動を操作・創出することで組織形成のような複雑な生命現象の基本ルールを理解し，その技術を医療や産業に役立たせることをめざす．

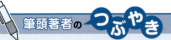

私は，学生の時に読んだゼブラフィッシュの発生過程を1細胞レベルでトレースした論文をきっかけに，形態形成過程をin vitroでつくり出してその十分条件を探索したいと考え，留学先の研究テーマとして設定しました．私の研究は細胞を使ったものづくりで，設計・製作・検証をくり返して，形態形成の重要なポイントを学びながら目的の構造の作製をめざします．この過程で，大学院時代の先生や先輩から学んだ生化学の格言"Don't waste your clean idea with your dirty enzyme"が非常に重要であることを改めて痛感しました．今後は，新たな分子ツールの開発などを通して，より複雑で安定な構造を作ることやその構造に機能を持たせることなどをめざし，細胞療法の基盤技術に貢献したいと考えています．

（戸田 聡）

Current Topics

Kubota, et al : Cell Systems, 7 : 118-128, 2018

血中インスリン濃度パターンによる肝臓シグナル分子の選択的制御

久保田浩行，黒田真也

> 多くのホルモンは特徴的な血中濃度パターンを示し，そのパターンはホルモンの働きに重要であると報告されている．本研究では，血中インスリンパターンが生体内のシグナル分子を選択的に制御できること，さらにその詳細なメカニズムを明らかにした．ホルモンの時間パターンによる体内分子の選択的制御という概念は生物学における新しい概念であり，今後，新しい分野が拓かれていくと期待される．

「寝る子は育つ」，昔からの諺だがあながち迷信というわけでもない．成長ホルモンは夜に分泌されるからである．だからと言って科学的に正しいとも（まだ）言えない．ここで強調したいのは「夜に分泌される」ということである．ほとんどのホルモンはこのように特徴的な血中濃度パターンを示す．例えばインスリンでは，食後に分泌される「追加分泌」や平時から微量に分泌されている「基礎分泌」，そして10〜15分程度の「周期的分泌」がある[1]．インスリンを含むいくつかのホルモンにおいて，これらのパターンのホルモン作用に対する重要性が報告されているが，そのメカニズムは不明のままであった．これまで，われわれはインスリンに注目し，培養細胞を用いて，刺激パターンによってインスリンの下流分子を選択的に制御できることを明らかにしてきた[2〜4]．しかし，これらの選択的制御が生体内に存在しているのか，そしてその詳細なメカニズムはいまだ不明のままであった．

今回，われわれは生体内における選択的制御の存在とメカニズムを明らかにするため，ラットを用いてインスリンを任意の刺激パターンで投与した．そして，肝臓におけるインスリンシグナル伝達経路の時系列データを取得し，*in vivo* においてインスリンパターンにおける下流シグナルの選択構造があることを明らかにした[5]．さらに，実験データを再現する生化学反応モデルを作成することで選択的制御のメカニズムも明らかにした．その結果，血中インスリンパターンに埋め込まれた「速度」や「濃度」の情報が，インスリンシグナル伝達経路が分岐するAKTまであまり減弱されずに伝達され，その後，下流の分子を選択的に制御していることを明らかにした．これらの結果は，他のホルモンも同様に下流分子を選択的に制御できる可能性を強く示唆している．

ラットを用いた任意のインスリンパターンの投与

われわれは生体における血中インスリンパターンの

In vivo decoding mechanisms of the temporal patterns of blood insulin by the insulin-AKT pathway in the liver

Hiroyuki Kubota[1] / Shinya Kuroda[2] : Division of Integrated Omics, Research Center for Transomics Medicine, Medical Institute of Bioregulation, Kyushu University[1] / Department of Biological Sciences, Graduate School of Science, University of Tokyo[2]（九州大学生体防御医学研究所トランスオミクス医学研究センター統合オミクス分野[1] / 東京大学大学院理学系研究科生物科学専攻[2]）

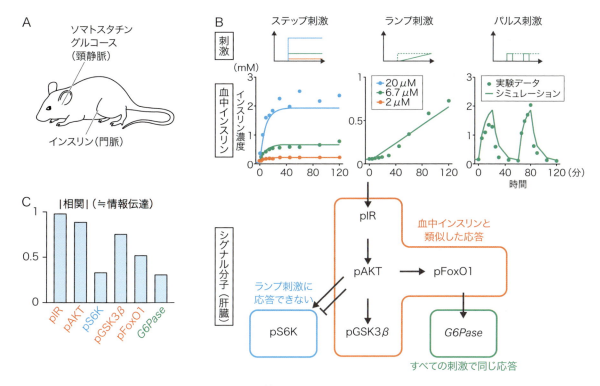

図1 肝臓におけるインスリンパターンによる選択的制御
A) ラットを用いた実験系．B) ステップ・ランプ・パルス刺激の刺激パターンと，血中インスリン，肝臓内シグナル分子のネットワーク図と応答の特徴．点が実験データを，線がシミュレーション結果を，色がインスリン濃度を示す．下は，血中インスリンに対する各分子の応答性を測定値をもとにまとめた．C) 血中インスリンパターンに対する相関の絶対値（数理モデルで得られたデータ）．ここでは相関の絶対値を情報伝達の指標の一つと考えている．

意義に注目している．そこで，インスリン投与によって血中インスリンパターンをコントロールできるラットを用いた実験系を構築した．生体内においてインスリンは膵臓のβ細胞から門脈に分泌され，肝臓を経て全身へと運搬される．通常，インスリンクランプなどの実験ではインスリンは頸静脈から投与される．この実験条件では，肝臓にインスリンが到達するまでに全身を巡るため，血中パターンを任意に制御することが難しい．そこでわれわれは，門脈（正確には腸管膜静脈）からインスリンを投与することにした（**図1A**）．また，内在性のインスリン分泌を抑制するためにソマトスタチンを，インスリン投与による血糖値低下を防ぐためグルコースを頸静脈から投与した．

われわれは選択的制御の存在を明らかにするために，3つの異なるパターンでインスリン投与を行った（**図1B**）．1つ目は一定率での投与で，ステップ刺激とよぶ．異なる3つの濃度でステップ刺激を行い，すべての濃度において刺激後20分程度で血中インスリン濃度が一定となった．2つ目は投与率を徐々に増加させ，最終的にステップ刺激濃度と同じになる投与で，ランプ刺激とよぶ．ランプ刺激では，投与率の増加に伴い血中インスリン濃度が上昇し，最終的にステップ刺激の終濃度と同じ濃度まで上昇した．3つ目は短時間（20分）の投与を行う刺激で，パルス刺激とよぶ．1回目と2回目のパルス刺激において血中インスリン濃度はステップ刺激の最大濃度まで上昇し，投与を止めると20～30分程度で元の値に戻った．はじめに，これらの血中インスリンパターンを再現する数理モデルを作成した（**図1B**）．

シグナル分子はインスリンの時間パターンによって制御されている

次にわれわれは，インスリンシグナル伝達経路の「入口」であるインスリンレセプター（IR）と，中流に位

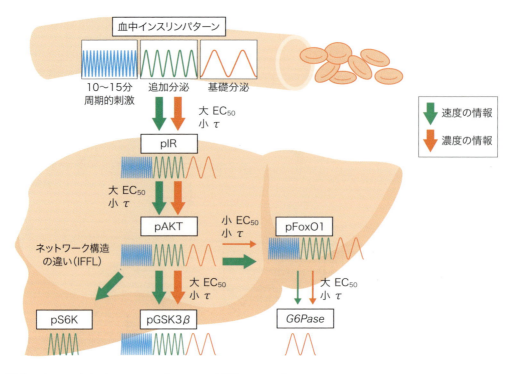

図2 肝臓における血中インスリンパターンの処理メカニズム
肝臓における血中インスリンパターンの処理メカニズム．τは時定数を，EC_{50}は50％効果濃度を意味する．小さいτは速度情報を，大きなEC_{50}は濃度情報を多く伝達できる．青・緑・赤の波形は実際の血中インスリンパターンを意味する．緑矢印は速度の情報を，オレンジ矢印は濃度の情報を意味しており，太さは情報の伝達量を意味している．

置し分岐点となるAKT，その下流分子であるS6K，GSK3β，FoxO1，*G6Pase*のリン酸化量と遺伝子発現量の時系列データを取得した（**図1B**）．3つの異なる刺激パターンから，インスリンパターンに対する応答のしかたにより測定した分子を3つに分類した．1つはpIR, pAKT, pGSK3β, pFoxO1が示すパターンで，血中インスリンパターンとの相関が高い．2つ目はpS6Kが示すパターンで，ステップ刺激に対しては一過的なパターンを示し，ランプ刺激に対してはほとんど応答せず，パルス刺激に対しては応答する．3つめは*G6Pase*が示すパターンで，すべての入力パターンに対して同様な応答を示す．これらの分子の応答パターンの違いは，肝臓においてもインスリンの刺激パターン依存的に下流分子を選択的に制御できることを示している．

生化学反応モデルを用いた選択的制御メカニズムの解明

肝臓における選択的制御のメカニズムは何であろうか？ われわれは，以前作成した生化学反応モデルをもとに[2]，実験結果を再現する数理モデルを作成した．その結果，ここでは詳細は述べないが前述で説明した応答を再現できるモデルを構築した．

ここで，情報の伝達について考えてみる．非線形性が強くない条件下において，下流分子のパターンが上流分子と同じであれば上流分子の情報が減弱せず下流分子に伝達されていると考えられる．そこで，入力刺激であるインスリンパターンに対する相関の絶対値を計算した（**図1C**）．その結果，pIR, pAKT, pGSK3β, pFoxO1, pS6K, *G6Pase*の順に相関が高かった．これらの相関の違いの理由は何であろうか？ 理由の1つはネットワーク構造の違いである（**図2**）．AKTからS6Kまでのネットワーク構造はIFFL（incoherent feed-forward loop）であり，上流分子の速度の情報に応答

している.一方で,他のネットワーク構造はFF(feed-forward)であり,上流分子の濃度の情報に応答している.同じFFの構造をもつにもかかわらず分子によって応答が異なる理由は,τ(時定数：上流分子への追随能力の指標,小さいと追随能力が高い)とEC$_{50}$(50％効果濃度)の違いによるものである.簡単に言えば,τは速度の,EC$_{50}$は濃度の情報伝達の指標と考えられる.そこで,シミュレーションを行い,これらの値を求めた.pIR,pAKTは小さい時定数と大きなEC$_{50}$のため高い相関を示す.つまり,インスリンシグナル伝達経路は分岐するAKTまであまり減少せずに情報を伝達していることを意味している.pGSK3βは小さいτと比較的大きなEC$_{50}$のため速度と濃度の情報に応答している.pFoxO1は小さいτとEC$_{50}$のため速度に応答しているが濃度にはあまり応答しない(濃度を区別できない).そして,FoxO1の下流の*G6Pase*は大きいτとEC$_{50}$のため,pFoxO1の速度には応答できず濃度には応答できる.しかし,pFoxO1までに濃度の情報が減弱しているため,結果的にどちらの情報にも応答できないことがわかった.これが,同じFFの構造であるにもかかわらず*G6Pase*が異なるパターンを示す理由である.これらの理由により,pS6Kは追加分泌に応答し,pGSK3βはすべての分泌パターンに応答し,*G6Pase*は基礎分泌に応答できることが明らかとなった.

おわりに

本研究により,血中インスリンパターンの意義とメカニズムが分子レベルで明らかになった.インスリンは血中グルコースに依存して分泌される.つまり,FFの経路は血糖値の濃度に,IFFLの経路は血糖値の増加速度に依存していることを示唆している.これらの結果はさらに,糖尿病治療においてインスリンの投与パターンが重要であることも意味している.ただし,糖尿病ではシグナル伝達経路のシステム自体が変化している可能性もあることを留意しなくてはならない.ほとんどのホルモンは特徴的な血中パターンを示すことから,本研究で提示した概念とシステムは一般的なものである可能性が高く,本概念が新たな研究領域を拓くと期待される.

文献

1) Behar M & Hoffmann A：Understanding the temporal codes of intra-cellular signals. Curr Opin Genet Dev, 20：684-693, 2010
2) Kubota H, et al：Temporal coding of insulin action through multiplexing of the AKT pathway. Mol Cell, 46：820-832, 2012
3) Noguchi R, et al：The selective control of glycolysis, gluconeogenesis and glycogenesis by temporal insulin patterns. Mol Syst Biol, 9：664, 2013
4) Sano T, et al：Selective control of up-regulated and down-regulated genes by temporal patterns and doses of insulin. Sci Signal, 9：ra112, 2016
5) Kubota H, et al：In Vivo Decoding Mechanisms of the Temporal Patterns of Blood Insulin by the Insulin-AKT Pathway in the Liver. Cell Syst, 7：118-128.e3, 2018

● 筆頭著者プロフィール ●

久保田浩行：1996年,東京工業大学生命理工学部卒業.2001年,東京大学大学院理学系研究科博士課程修了.'02～'05年まで日本学術振興会特別研究員(PD).'05～'07年まで産学官連携研究員.'07～'13年まで東京大学助教,'13年同特任准教授.'13～'16年までさきがけ研究員.'14年～九州大学生体防御医学研究所教授.生命現象を多階層にまたがるネットワークと考え,そのネットワークが生み出す「生命らしさ」を明らかにしたいと考えています.

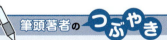

　　本研究の掲載は,私が参加した国際シンポジウムに出席していた雑誌のeditorに「売り込んだ」ことからはじまりました.はじめは,掲載に興味があるかどうかを確認したいと思って話しかけたつもりが30分以上の議論になり,editorとの意思の疎通,特に何がアピールポイントか,について説明することができました.これにより,その後のeditorを介したreviewerとのやりとりやアクセプトまでの作業がスムーズにできたと考えています.機会があったらお勧めです！　　　　　　　　　　　　(久保田浩行)

Current Topics

Kishimoto, et al: Nat Commun, 9: 2816, 2018

平滑筋と軟骨による管腔臓器の長さと太さの段階的な調節

岸本圭史, 森本 充

> すべての内臓は管腔組織をもっており, 管腔の閉塞は疾患に至る. われわれはマウスの気管を正確な長さ, 太さの調整し, 内腔を平滑に整形する発生システムを解明した. 本研究により気管の太さ, 長さが異なる遺伝子で制御されていることがわかった. 特に長さ制御には, Wnt5a-Rorシグナルによる間充織細胞の放射状細胞極性（radial cell polarity）の獲得が必要であることを発見した.

　呼吸器や消化器, 泌尿器など, 生物を支える内臓の基本構造は"管"である. 管腔のサイズと形は, 臓器の働きと密接にかかわっており, 先天的異常や疾患によって管腔の形態に異常が生じると臓器の正常な機能が失われる[1〜3]. そのため, 管腔形成（tubulogenesis）は発生学のなかでも一つの研究領域として重要視されている. しかしながら, これまでの管腔形成の研究の大部分は毛細血管や乳腺などの小型の管腔を対象としており, 気管や消化器といった内臓サイズの管腔が成長する過程についてはよく知られていなかった. 小型の管腔形成のしくみは, 上皮細胞の極性獲得や形態変化が駆動力として説明されてきたが, 内臓のような大型管腔の場合, 上皮細胞の作用だけで完成した組織形態を構築することは難しい. そこで本研究では, 比較的シンプルな直管構造のマウス気管をモデルに哺乳類の内臓管腔形成メカニズムの理解に挑んだ.

　気管は, 咽頭と肺をつなぐ唯一の通路であり, 充分な空気を通すためにヒトでは内腔がおおむね長さ13 cm, 直径2 cmの大型管腔に成長する. 気管は肺に空気を導くと同時に, 塵やウイルスといった異物を外界に押し返す役割を担う. 内腔面を偽重層の上皮細胞が覆い, 周縁を間充織組織である馬蹄型の軟骨と平滑筋が支えている[4]（図1A）. 内腔構造は平坦で, 換気能力を最大限発揮できる構造になっている. そこでわれわれは気管が発生過程で"長さ""太さ（径）""内腔の平滑さ"を獲得するプロセスの解明に取り組んだ.

一見単調にみえる気管の成長は, 伸長と拡大の2段階プロセスだった

　マウス呼吸器は, 胎生9.5日目の前方内胚葉から分岐する[5]. この段階において, 気管と肺は構造的に分離しており, おのおのが独自のプログラムで発生すると考えられている. 意外なことに気管の成長を体系立てて記述した教科書や論文は存在しなかった. そこでわれわれははじめに, 発生過程のマウス気管を徹底的に定量し, 細胞から気管全域に渉る広範なパラメータの径時変化を追った. その結果, 気管は胎生14.5日までは太さを変えず伸長し, それ以降, 径の拡大を開始

Synchronized mesenchymal cell polarization and differentiation shape the formation of the murine trachea and esophagus
Keishi Kishimoto/Mitsuru Morimoto: Laboratory for Lung Development and Regeneration, RIKEN Center for Biosystems Dynamics Research (BDR)（理化学研究所生命機能科学研究センター呼吸器形成研究センター）

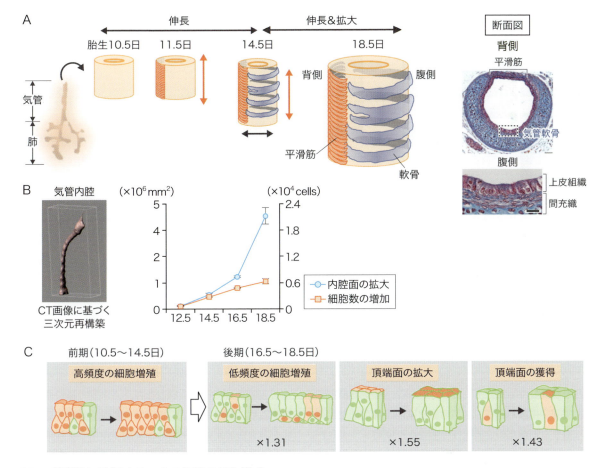

図1 段階的に進行するマウス気管の発生様式
A) 気管の構造と形態形成の模式図．気管は，前期（胎生10.5〜14.5日）は径を変えずに伸長し，それ以降（胎生14.5日〜），径の拡大をはじめる．内腔の上皮組織を，周りの平滑筋（赤）と軟骨（青）が支える．B) 気管内腔の三次元再構築（左）と，面積変化と上皮細胞の増殖の関係（右）．C) 気管内腔の上皮組織の拡大過程の模式図．胎生14.5日までは，上皮細胞の増殖により内腔面を拡大する．14.5日以降，増殖率が低下し，上皮細胞が形態や配列を変えながら，内腔面を拡大する．下の数値は内腔面の面積増加への貢献の割合（文献10より引用）

することがわかった．すなわち，段階的に異なる機構を使い分けて，長さと太さを調節していることが示唆された．さらに理化学研究所バイオリソースセンターに依頼し，高感度マイクロCTを使って内腔面を定量解析したところ，胎生14.5日までは上皮細胞の増殖率と内腔の面積の拡大率がよく相関するが，それ以降は増殖率が低下するにもかかわらず，顕著に内腔が拡大するという測定結果を得た（**図1B**）．個々の上皮細胞の形態が内腔の拡大に与える影響を考慮し，上皮細胞の形態を三次元かつ1細胞レベルで解析した結果，上皮細胞の再編成による上皮細胞の頂端面の拡大と頂端面の獲得が内腔の拡大に大きく貢献していることがわかった（**図1C**）．裏付ける結果として，胎生16.5〜18.5日に起こる細胞増殖（×1.31），頂端拡大（×1.55）と獲得（×1.43）の定量結果を合算した数値（×2.87）は，マイクロCTで計測した内腔拡大率の実測値（×2.91）と一致した．

Wnt5a-Ror2シグナルが平滑筋前駆細胞に放射状極性を与え，気管を伸長させる

気管の"伸長"のメカニズムを解明するため，気管の形態に異常を示すマウスを探索したところ，*Wnt5a*欠損マウス[6]とその受容体である*Ror2*の欠損マウスの気管が短く太いことを発見した（**図2A**）．Wnt5a-Ror2

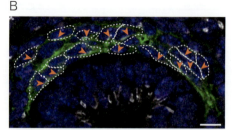
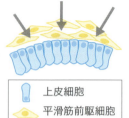

図2 長さ太さに異常がある気管と気管平滑筋前駆細胞の放射状極性
A)胎生18.5日のWnt5aおよびSox9欠損マウスの気管.B)気管の平滑筋前駆細胞の放射状極性.上皮組織に向かって,放射状の極性を同調させる.(文献10より引用)

シグナルが作用する細胞種を同定するため,Ror2の発現分布を調べた結果,Ror2は間充織の平滑筋細胞において高い発現を示すことがわかった.さらに発現パターンを反映し,Wnt5a欠損マウスは平滑筋の組織形態が乱れる表現型を示した.この結果はWnt5a-Ror2シグナルが,平滑筋細胞の正しい空間認識に必要であることを示唆していた.そこでわれわれは,平滑筋前駆細胞に細胞極性が存在し,平滑筋組織の正確な細胞配置に重要な役割を担う可能性を考えた.細胞極性を反映した局在を示す細胞内小器官であるゴルジ体と中心体の位置を指標に,平滑筋細胞の細胞極性を検討した結果,平滑筋前駆細胞は内腔側の上皮組織に向かって極性を同調させ,整列することを発見した(**図2B**).一方,Wnt5aおよびRor2欠損マウスでは細胞極性が同調せず,不規則になった.すなわち,Wnt5a-Ror2シグナルは平滑筋前駆細胞の細胞極性の同調に不可欠であった.これまで,細胞極性の研究は上皮組織を中心に展開されてきたため,内臓の間充織細胞が同調した極性を示す例は報告されていなかった.そこで,われわれは平滑筋前駆細胞の極性を"放射状極性(radial cell polarity)"と命名した.Wnt5a-Ror2シグナルを介した間充織の放射状極性は気管だけでなく,食道でも観察されたことから,気管と食道が共通のメカニズムで伸長する可能性が示された.次に,平滑筋前駆細胞から平滑筋細胞への分化の必要性について検証した.平滑筋細胞の分化が阻害されるSrf欠損マウスを観察した結果,興味深いことに,放射状極性は正常に観察され,気管は正常な長さに成長していた.この結果は,放射状極性による気管の長さ調節に平滑筋分化が必要ないことを示している.

それでは平滑筋前駆細胞の極性の同調は,いかに長さを調節するのだろうか? 細胞極性に導かれて平滑筋前駆細胞は上皮直下に集まり,円周上に整列する.われわれは,整列した細胞が円周方向に配向して連結することによって管に拘束力を与え,上皮の径の成長が制限され,結果として長さ方向の伸長を誘導する可能性を考えた.正常な平滑筋前駆細胞の構造を詳細に観察すると,円周方向に細胞間に跨って連結したアクチン構造が観察された.こうしたアクチン構造はWnt5a欠損マウスでは失われており,拘束力を発揮できないことが示唆された.この見解と一致して,Wnt5a欠損マウスの気管は径が太くなっていた.拘束力以外の可能性として,収斂伸長(convergent extension)が考えられる.収斂伸長は発生学における組織伸長のロジックの一つであり,原腸形成や神経管閉鎖の過程において,同調した細胞の極性と移動による配列変化が組織を細く長く伸ばす[7].気管の平滑筋前駆細胞も上皮に向かって同調した極性化・移動をするため,気管の間充織も収斂伸長を起こしている可能性がある.

気管軟骨の成長が気管の太さと上皮形態の両方を決定する

伸長後の気管は,どのように太くなるのだろうか? ヒトにおける気管軟骨の異常は気管狭窄症の原因となるため[8],軟骨形成が径の拡大に貢献する可能性を考えた.この仮説を立証するため,軟骨細胞の分化が阻

害される*Sox9*欠損マウスと軟骨強度が低下する*Col2a1*欠損マウスを解析した．その結果，予想通りいずれのマウスも気管の径が著しく細くなるが，長さには異常がないことを発見した（**図2A**）．さらに，これらのマウスでは上皮細胞の再編成が生じず，内腔面を平滑に拡大できないことがわかった．以上の結果から，軟骨形成が正常な気管の径の拡大と平滑な内腔の拡大を誘導することが示された．

おわりに

本研究を通じて，平滑筋前駆細胞の極性化と軟骨の分化がそれぞれ独立して，気管の長さと径の太さを調節していることを明らかにした．加えて，われわれも参画したMax Plank研究所Didier Stainier研究室で行われた大規模な遺伝子変異マウススクリーニングにおいて，K$^+$チャネルKCNJ13が平滑筋の配向を介して気管の長さを調節することが本論文と同時に報告され，われわれの発見をサポートした[9]．

平滑筋前駆細胞の放射状極性は上皮組織に向かって同調するが，Wnt5a/Ror2はいずれも間充織に発現していた．そのため，平滑筋前駆細胞が上皮組織に向かう理由については依然不明であり，今後詳細な解析が必要である．

本研究成果は，これまで上皮組織を中心に展開されてきた臓器形態の研究分野に，間充織細胞の極性・分化の重要性を新たに付与した．間充織の形態形成のしくみを詳細に理解することによって，先天性の気管狭窄症といった病態の理解や臓器再建に向けての基盤の確立に繋がることが期待される．

文献

1) Hogan BL & Kolodziej PA：Organogenesis: molecular mechanisms of tubulogenesis. Nat Rev Genet, 3：513-523, 2002
2) Iruela-Arispe ML & Beitel GJ：Tubulogenesis. Development, 140：2851-2855, 2013
3) Carden KA, et al：Tracheomalacia and tracheobronchomalacia in children and adults: an in-depth review. Chest, 127：984-1005, 2005
4) Hines EA, et al：Establishment of smooth muscle and cartilage juxtaposition in the developing mouse upper airways. Proc Natl Acad Sci U S A, 110：19444-19449, 2013
5) Goss AM, et al：Wnt2/2b and beta-catenin signaling are necessary and sufficient to specify lung progenitors in the foregut. Dev Cell, 17：290-298, 2009
6) Li C, et al：Wnt5a participates in distal lung morphogenesis. Dev Biol, 248：68-81, 2002
7) Tada M & Heisenberg CP：Convergent extension: using collective cell migration and cell intercalation to shape embryos. Development, 139：3897-3904, 2012
8) Ho AS & Koltai PJ：Pediatric tracheal stenosis. Otolaryngol Clin North Am, 41：999-1021, 2008
9) Yin W, et al：The potassium channel KCNJ13 is essential for smooth muscle cytoskeletal organization during mouse tracheal tubulogenesis. Nat Commun, 9：2815, 2018
10) Kishimoto K, et al：Synchronized mesenchymal cell polarization and differentiation shape the formation of the murine trachea and esophagus. Nat Commun, 9：2816, 2018

● 筆頭著者プロフィール ●

岸本圭史：2012年名古屋市立大学大学院薬学研究科博士後期課程修了．日本学術振興会特別研究員を経て，'13年理化学研究所生命機能科学研究センター（旧 多細胞システム形成研究センター）研究員．遺伝学，再構成的理解，イメージングを基軸に，1細胞の挙動から臓器形成の全体像を理解したい．将来的には，本研究により得られた成果を，病態との関連やヒトを含む他の動物との比較まで発展させたいと考えている．

研究開始当初，われわれは呼吸器臓器の発生の終結に関心があった．細胞増殖がいつ，どの細胞に収束するかを調べることがはじめの実験だったが，想定よりも早い胎生14.5日には細胞の増殖が顕著に低下していた．"増殖が停止するにもかかわらず，管腔の成長が続くのはなぜか？"という新たな疑問が内臓管腔の形態へと研究を展開させるきっかけになった．1本のシンプルな管である気管のなかにも，間充織の極性化や分化，上皮の再編成など正しい形をつくるための戦略が溢れていた．これからも，正しい臓器のかたち・サイズをつくるしくみを証明しながら，まだ見ぬ統率された発生のシステムを発見したいと思っています．

（岸本圭史）

各研究分野を完全網羅した最新レビュー集

実験医学増刊号

年8冊発行 [B5判]
定価（本体5,400円＋税）

Vol.36 No.17（2018年10月発行）
教科書を書き換えろ！
染色体の新常識
ポリマー・相分離から疾患・老化まで

編集／平野達也，胡桃坂仁志

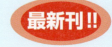

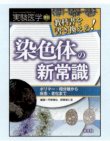

〈序〉　　　　　　　　　　　　　　　　　平野達也
〈概論〉変貌する染色体研究の最前線
　　　　　　　　　　　　　　　平野達也，胡桃坂仁志

第1章　染色体はどのような部品からできているのか？

〈1〉ヒストンとヌクレオソームによるゲノム機能制御
　　　　　　　　　　　　　　　胡桃坂仁志，小山昌子
〈2〉ヘテロクロマチン研究の現状と展望　　中山潤一
〈3〉セントロメア研究入門：分野の現状とこれから
　　　　　　　　　　　　　　　　　　　　深川竜郎
〈4〉テロメアの生物学─老化・がん化の分子基盤
　　　　　　　　　　　　　　　　　　　　林　眞理
〈5〉ヒストンの細胞内ダイナミクス　　　　木村　宏
〈6〉クロマチンイメージングより迫る核内ダイナミクス
　　　　　　　　　　　　　　　　　　　　宮成悠介

第2章　染色体はどのようにして折り畳まれるのか？

〈1〉階層的クロマチンの高分子モデリング　新海創也
〈2〉分子動力学シミュレーションでみるクロマチン動態
　　　　　　　　　　　　　　　　　　　　高田彰二
〈3〉クロマチンダイナミクス─クロマチンの物理的特性と
　　その生物学的意味　　井手　聖，永島崚甫，前島一博
〈4〉Hi-C技術で捉えた染色体・クロマチンの高次構造
　　　　　　　　　　　　　　　　　　　　永野　隆
〈5〉複製タイミングと間期染色体構築
　　　　　　　　　　　　　　　平谷伊智朗，竹林慎一郎
〈6〉RNAと間期クロマチン構築　　野澤竜介，斉藤典子

第3章　どのようなタンパク質が高次染色体を制御しているのか？

〈1〉コヒーシンによる染色体高次構造形成の分子機構
　　　　　　　　　　　　　　　　　　　　村山泰斗
〈2〉コンデンシンによる分裂期染色体構築の分子メカニズム
　　　　　　　　　　　　　　　　　　　　木下和久
〈3〉コヒーシン・コンデンシンの一分子解析　西山朋子
〈4〉染色体分配：マルチステップに進む姉妹染色分体の分離
　　　　　　　　　　　　　　　内田和彦，広田　亨

第4章　染色体はどのようにして次世代に継承されるのか？

〈1〉減数分裂における相同染色体のペアリング　平岡　泰
〈2〉線虫・ショウジョウバエの減数分裂における染色体分離
　　　　　　　　　Peter M. Carlton，佐藤-カールトン 綾
〈3〉哺乳類卵母細胞における染色体分配　　北島智也
〈4〉哺乳類生殖系列におけるクロマチンリプログラミング
　　　　　　　　野老美紀子，山縣一夫，山口幸佑，岡田由紀

第5章　染色体の異常はどのようにして疾患や老化を引き起こすのか？

〈1〉クロマチン制御とがん　　　　　　　　高久誉大
〈2〉がんにおけるコヒーシンおよび関連分子の遺伝子異常
　　　　　　　　　　　　　　　　　　　　吉田健一
〈3〉コヒーシン・コンデンシンの欠損を原因とする発生疾患
　　　　　　　　　　　　　　　坂田豊典，白髭克彦
〈4〉放射線と染色体異常　　　　　　　　　田代　聡
〈5〉ヘテロクロマチンと細胞老化　　　　　成田匡志
〈6〉反復遺伝子の不安定化が引き起こす細胞老化　小林武彦

発行　羊土社 YODOSHA
〒101-0052　東京都千代田区神田小川町2-5-1　TEL 03(5282)1211　FAX 03(5282)1212
E-mail：eigyo@yodosha.co.jp
URL：www.yodosha.co.jp/

ご注文は最寄りの書店，または小社営業部まで

NextTech Review

本コーナーでは，今後の医学・生命科学に革新をもたらしうる技術や解析法にいちはやく注目し，その原理から応用可能性までを総説形式で紹介します．

標的タンパク質を分解する新たな低分子薬の開発技術

大岡伸通，内藤幹彦

細胞内の狙ったタンパク質を特異的に分解する低分子薬を開発する創薬技術が近年開発され注目されている．これらの薬剤は標的タンパク質に結合する低分子（標的リガンド）とE3リガーゼリガンドをリンカーで繋いだキメラ化合物であり，標的タンパク質とE3リガーゼを細胞内で近接させ，標的タンパク質の強制的なユビキチン化とプロテアソームによる分解を誘導する．標的リガンドを置換することにより任意のタンパク質を分解する化合物を合理的に設計することが可能であり，この技術をもとにしたベンチャー企業が国内外で設立され，臨床開発をめざした創薬研究が現在急速に進められている．

はじめに

がん治療に対するキナーゼ阻害剤に代表されるように，低分子薬の多くは疾患の原因となるタンパク質の酵素活性を阻害し，優れた治療効果を発揮している．一方で，酵素活性をもたない細胞内のタンパク質に対して阻害剤を開発することは難しく，細胞の全タンパク質の約75％は"undruggable"な標的と考えられており，これが低分子薬開発における大きな課題となっている．

そのようななかで近年，標的タンパク質を特異的に分解する低分子薬を合理的に創製する基盤技術が開発され，製薬業界やアカデミアを中心に大きな注目を集めている．これらの薬剤は，生体内にもともと備わっているユビキチン・プロテアソーム系を利用して細胞内の標的タンパク質を分解する化合物であり，*in vivo*でも治療効果を示す化合物がすでにいくつか開発されている．また，これまで阻害剤開発が難しかった酵素活性をもたないタンパク質に対してもターゲットにして分解できる可能性があることから，新たな創薬モダリティとして期待されている．本稿では，われわれが開発したSNIPER（specific and nongenetic IAP-dependent protein eraser）を中心に，これら低分子薬の開発技術について概説するが，詳細に関しては他稿も合わせて参照していただきたい[1)2)]．

1 ユビキチン・プロテアソーム系によるタンパク質分解

最初に，ユビキチン・プロテアソーム系について軽くおさらいする．ユビキチン・プロテアソーム系は，細胞内で不要になったタンパク質をATP依存的に分解して除去するシステムであり，細胞の増殖や生存，恒常性の維持などに必要な数多くの生命現象を制御している（図1）．タンパク質のユビキチン化修飾は，ユビキチン活性化酵素（ubiquitin activating enzyme：E1），ユビキチン結合酵素（ubiquitin conjugating enzyme：E2），ユビキチンリガーゼ（ubiquitin ligase：E3）とよばれる一連の酵素群により触媒され，ユビキチンと基質タンパク質，もしくはユビキチン同

Targeted protein degradation by small-molecules as an emerging drug discovery technology
Nobumichi Ohoka/Mikihiko Naito：Division of Molecular Target and Gene Therapy Products, National Institute of Health Sciences（国立医薬品食品衛生研究所遺伝子医薬部）

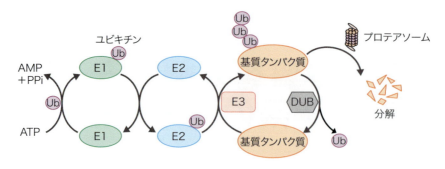

図1 ユビキチン・プロテアソーム系タンパク質分解
DUB：deubiquitinase，脱ユビキチン化酵素．

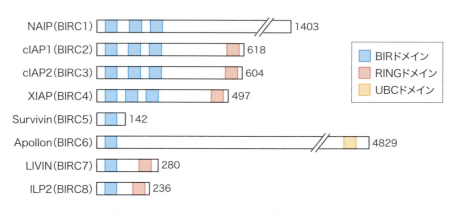

図2 ヒトIAPファミリータンパク質の構造

士が共有結合することにより，基質タンパク質にユビキチン鎖が形成される．ユビキチン鎖の種類によりその後の反応は異なるが，一般にユビキチン内の48番目のリジン（K48）を介したポリユビキチン鎖が基質タンパク質に形成されると，これがシグナルとなりプロテアソームで効率よく分解される．ヒトにおいては，2種類のE1酵素，約40種類のE2酵素，約600種類のE3リガーゼが存在すると考えられており，ユビキチン化されるタンパク質は主にE3リガーゼによる基質認識により厳密に選別されている．

2 SNIPERの開発

❶ メチルベスタチンの作用機序を基にしたSNIPERの考案とin vitro proof of concept（POC，概念実証）

当研究室では10年程前に，白血病治療薬ベスタチン（ウベニメクス）のメチルエステル誘導体であるメチルベスタチン（methyl-bestatin，MeBS）がinhibitor of apoptosis protein（IAP）ファミリータンパク質のcellular IAP 1（cIAP1）の発現を特異的に減少させることを発見した[3]．IAPファミリーはN末端にアポトーシス阻害機能に重要なbaculovirus IAP repeat（BIR）ドメインを1個か3個持つ構造を特徴とするタンパク質群である．ヒトには図2に示す8種類が存在し，そのうち6種にはE2と結合するreally interesting new gene（RING）ドメインまたはE2に存在するubiquitin conjugation（UBC）ドメインがあり，E3リガーゼとしての機能を有する．詳細な解析により，MeBSはベスタチン骨格側（図3A）でcIAP1のBIRドメインに結合し，cIAP1の自己ユビキチン化を活性化することで，プロテアソームによる分解を促進することが明らかになった．また，この活性はMeBSのメチル基を比較的大きな置換基にしても維持されることから，MeBS

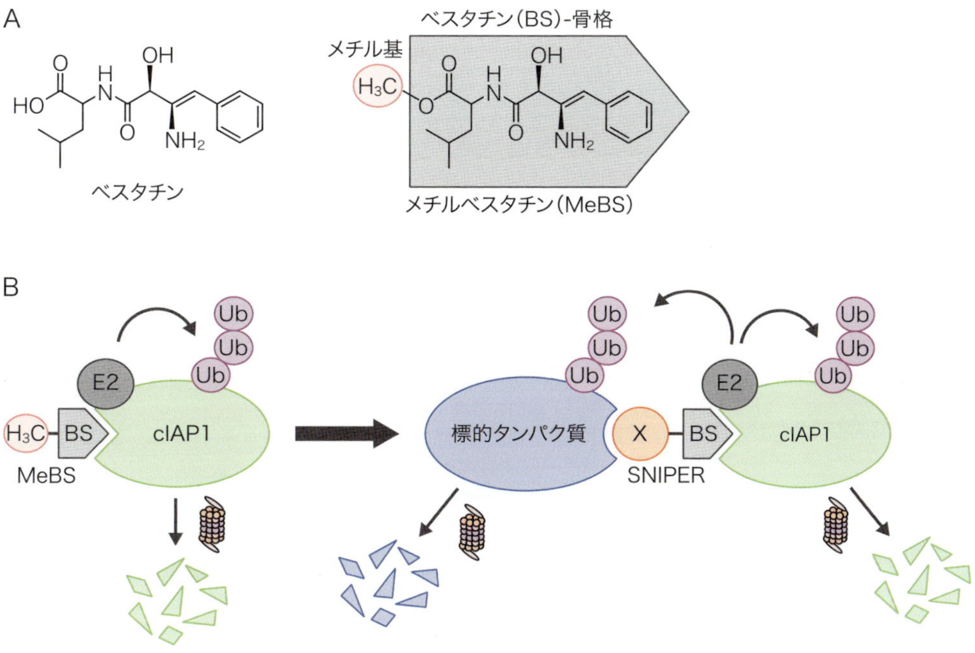

Next Tech Review

図3 メチルベスタチンを利用したSNIPERの開発
A) メチルベスタチンの化学構造と作用機序. B) SNIPERの作用機序. X：標的タンパク質リガンド.

のメチル基を標的タンパク質に結合する低分子リガンドに置き換えることで，標的タンパク質をcIAP1によって強制的にユビキチン化して分解する化合物SNIPERを共著者の内藤が考案した（**図3B**）．

このようなアイデアをもとにして，われわれの研究グループは多くの有機化学者との共同研究により，ベスタチンをcIAP1リガンドとしてさまざまな標的リガンドに繋いだ各種SNIPERを合成した．そして，これらが対応する標的タンパク質を特異的にユビキチン・プロテアソーム系で分解することを培養細胞系で確認し，SNIPERのコンセプトや汎用性を実証してきた[4)～7)]．しかし一方で，ベスタチンをE3リガンドに用いたこれらのSNIPERで標的タンパク質を分解するためには，10μM程の高濃度での化合物処理を必要とした．

❷ SNIPER開発における in vivo POC

SNIPER技術の in vivo POCを取得するためには，より低濃度で標的タンパク質を分解できるSNIPERを開発する必要があった．アポトーシス阻害タンパク質であるIAPは，がん治療の標的分子として以前から注目されており，数多くのIAPアンタゴニストが国内外の製薬企業などで開発されている[8)9)]．そこで，開発が先行していたエストロゲン受容体（estrogen receptor α：ERα）を標的とするSNIPER（ER）を開発モデルとして，さまざまな高親和性のIAPアンタゴニストをベスタチンの代わりにSNIPERに導入した結果，そのいくつかで標的タンパク質に対する分解誘導活性を飛躍的に上昇させることに成功した．特に，Novartis社が臨床開発中のIAPアンタゴニストであるLCL-161をIAPリガンドとして導入したSNIPER（ER）-87は，培養細胞ではnM（ナノモル）オーダーでERαを分解する活性を示した．また，このLCL-161リガンドを利用すると，BCR-ABLやbromodomain-containing protein 4（BRD4）など，別の標的タンパク質に対してもnMオーダーで分解活性を示す各種SNIPERを開発することが可能となった[10)]（**図4B左**）．さらにSNIPER（ER）-87は，ヒトER陽性乳がん細胞をヌードマウスに移植したxenograft（異種移植）モデルでもERα分解活性と抗腫瘍活性を示したことから，SNIPERによる標的タンパク質の分解は治療効果に結びつくことが証明された[10)11)]．

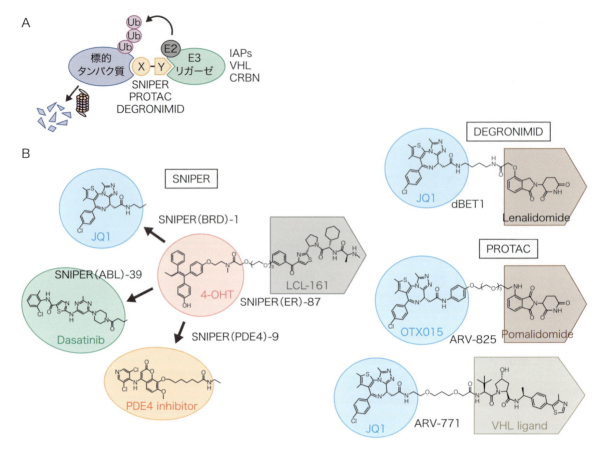

図4 標的タンパク質を分解する低分子薬
A) SNIPER, PROTAC, DEGRONIMIDの作用機序. X：標的タンパク質リガンド, Y：E3リガーゼリガンド. B) 代表的なSNIPER, PROTAC, DEGRONIMIDの化学構造.

❸ IAPアンタゴニストを導入したSNIPERの作用機序

IAPファミリーのなかでcIAP1, cellular IAP 2 (cIAP2), X-linked IAP (XIAP) の3種はアミノ酸レベルでもホモロジーが高く，多くのIAPアンタゴニストはcIAP1だけではなくcIAP2やXIAPなどのBIRドメインにも高い親和性で結合することが報告されている[9]．SNIPERによる標的タンパク質の分解機構を詳細に解析した結果，LCL-161をIAPリガンドに用いたSNIPER (ER)-87はcIAP1よりもXIAPを優先的にERαへとリクルートして，XIAP依存的なERαのユビキチン化と分解を誘導することが明らかになった[10]．興味深いことに，同じLCL-161リガンドを用いたSNIPERでも，標的タンパク質や標的リガンドが異なると優先的にリクルートされるIAPが変わるようである．チロシンキナーゼ阻害剤dasatinibをBCR-ABLの標的リガンドとして導入したSNIPER (ABL)-39（図4B）は，cIAP1とXIAPの両方を同程度に利用することが示唆されている[12]．さらに，BCR-ABLに対するアロステリック阻害剤ABL001の誘導体をリガンドとしたSNIPER (ABL)-62では，cIAP1を優先的に利用することが示唆されており[13]，標的タンパク質の構造や結合するリガンドの立体配置によって各IAPの結合しやすさが違ってくるのではないかと考えている．このように，SNIPERは後述するPROTAC (proteolysis targeting chimera) やDEGRONIMIDとは異なり，複数のE3リガーゼ（IAP）を標的タンパク質の分解に利用することができる．

3 PROTACとDEGRONIMID

　海外では，SNIPERと同様の標的タンパク質分解化合物がいくつか開発されている．Yale大学のCraig Crewsらはvon Hippel-Lindau（VHL）やcelebron（CRBN）を基質認識サブユニットとするE3複合体を標的タンパク質の分解に利用する各種化合物をPROTACと称して開発している．また，Dana-Farberがん研究所のJames Bradner（現在はNovartis社）らは，主にCRBN複合体を標的タンパク質の分解に利用する各種化合物をDEGRONIMID（例えば，dBET1などd＋標的名で表記）として開発している（図4A）．

　Crewsらは，E3リガーゼがその基質タンパク質に結合する際に認識する不安定化ペプチド配列（デグロン）をE3リガンドに利用して，βTrCP/Fbw1やVHLを含むE3複合体を標的タンパク質にリクルートするPROTACを開発し，2001年から2004年にかけて報告した[14]．ペプチド構造をもとにしたPROTACは細胞膜透過性や細胞内安定性に乏しく，無細胞系もしくは高濃度でしか活性を示さなかったが，その後彼らはCambridge大学のAlessio Ciulli（現在はDundee大学）との共同研究でVHLに高親和性で結合する低分子リガンドを開発し，これをPROTACに導入した．全低分子型のPROTACは膜透過性に優れ，培養細胞系ではnMオーダーもしくはそれ以下の濃度で標的タンパク質のユビキチン化と分解を誘導し，マウスxonograftを用いた*in vivo*実験でも標的タンパク質を減少させる活性を示している[15)16]．

　エピゲノム制御因子BRDファミリーのbromodomain and extra-terminal（BET）ブロモドメインに対する特異的な阻害剤（+）-JQ1を開発したBradnerらは，これをCRBNに結合するサリドマイド誘導体に繋いだ化合物dBET1（図4B）を合成し，マウス*in vivo*でもBRD4などを分解して抗腫瘍活性を示すことを明らかにした[17]．また，ほぼ同時期にCrewsらも，抗がん剤として臨床開発中のBET阻害剤OTX015（Merck社）にサリドマイド誘導体や低分子VHLリガンドを繋いだ化合物をPROTAC（ARV-825，ARV-771）として合成し，培養細胞系ではnMオーダーでBRD4を分解できること，マウス*in vivo*でも抗腫瘍活性を発揮することを報告した[16)18]．最近ではMichigan大学のShanomeng Wangらのグループが，pMオーダーでBETタンパク質を分解するPROTACを報告している[19]．

　以上のように，現在のところ，E3リガーゼIAP，VHL，CRBNを標的タンパク質に特異的にリクルートして分解する化合物が*in vivo*でも効果を示す低分子薬として，がん領域を中心とした治療薬の研究開発が進んでいる．代表的なこれらの化合物に関して表にまとめたが，詳細については文献を合わせて参照していただきたい．

4 ネオ基質タンパク質分解薬（サリドマイド誘導体／スルホンアミド）

　SNIPERやPROTACとは異なるが，分子糊（molecular glue）のように作用して疾患関連タンパク質を分解する化合物が，すでに上市もしくは臨床開発中の低分子薬のなかに存在することが最近分かってきた．サリドマイド（サレド／サロミド）は1960年頃に強い催奇形性があることがわかり世界中で回収された鎮静催眠剤であるが，その後多発性骨髄腫などに有効性を示すことが明らかになり，厳重な管理のもとで再承認されている．また，現在ではより薬理効果の高いサリドマイド誘導体であるレナリドミド（レブリミド）やポマリドミド（ポマリスト／イムノビッド）がCelgene社から開発され，多発性骨髄腫などに対する治療薬として日本でも承認されている（図5A）．

　サリドマイドなどはDDB1，CUL4，ROC1を含むE3リガーゼ複合体の基質認識サブユニットCRBNに直接結合し，その基質認識特異性を変化させて，造血系細胞に発現する転写因子IKZF1（Ikaros）やIKZF3（Aiolos）をCRBN依存的にユビキチン化して分解する[33)〜35]（図5B）．CRBNはサリドマイドのグルタルイミド基側で結合することから[36]，現在，Celgene社はグルタルイミド基を保持した多種多様なサリドマイド誘導体の化合物ライブラリーから，フェノタイプスクリーニングでさまざまな疾患に対して治療効果のある化合物を新たなタンパク質分解薬「セレブロンモジュレーター（CELMoD）」として見出し，臨床開発を進めている[1]．また，前項のCRBNを利用したDEGRONIMIDやPROTACは，このようなサリドマイドの分子メカニ

表 代表的なSNIPER，PROTAC，DEGRONIMID化合物

カテゴリー	分子名／薬剤名	標的	E3リガーゼ	対象治療疾患	開発ステージ	Refs.
SNIPER	SNIPER(CRABP)	CRABP2	cIAP1	—	cultured cancer cells（μM range）	4), 5)
	SNIPER(ER)-3	ERα	cIAP1	breast cancer	cultured cancer cells（μM range）	6)
	SNIPER(ER)-87	ERα	XIAP	breast cancer	cultured cancer cells（nM range） preclinical/xenograft	10), 11)
	SNIPER(ABL)-39	BCR-ABL	cIAP1/XIAP	CML	cultured cancer cells（nM range）	12)
	SNIPER(ABL)-62	BCR-ABL	cIAP1	CML	cultured cancer cells（nM range）	13)
PROTAC	PROTAC_ERRα	ERRα	VHL	breast cancer	cultured cancer cells（nM range） preclinical/xenograft	15)
	PROTAC_RIPK2	RIPK2	VHL	autoinflammatory diseases	cultured cancer cells (nM range)	15)
	ARV-771	BRD2, BRD3, BRD4	VHL	prostate cancer	cultured cancer cells (sub-nM range) preclinical/xenograft	16)
	ARV-825	BRD4	CRBN	burkitt's lymphoma	cultured cancer cells (sub-nM range)	18)
	MZ1	BRD4	VHL	—	cultured cancer cells (sub-μM range)	20), 21)
	PROTAC BET Degrader 23	BRD2, BRD3, BRD4	CRBN	acute leukemia	cultured cancer cells (sub-nM range) preclinical/xenograft	22)
	DAS-6-2-2-6-CRBN	BCR-ABL	CRBN	CML	cultured cancer cells（nM range）	23)
	PROTAC 3i	TBK1	VHL	mutant K-Ras cancer	cultured cancer cells（nM range）	24)
	lapatinib based PROTAC 1	EGFR, HER2	VHL	breast cancer	cultured cancer cells（nM range）	25)
	gefitinib based PROTAC 3	EGFR (mutant)	VHL	lung cancer	cultured cancer cells（nM range）	25)
	MS4077/MS4078	ALK fusion proteins	CRBN	multiple cancer	cultured cancer cells（nM range）	26)
	MT-802	BTK (WT/C481S)	CRBN	B cell-derived diseases	cultured cancer cells（nM range）	27)
	QCA570	BRD2, BRD3, BRD4	CRBN	AML	cultured cancer cells (sub-nM range) preclinical/xenograft	19)
DEGRONIMID	dBET1	BRD2, BRD3, BRD4	CRBN	AML	cultured cancer cells (sub-μM range) preclinical/xenograft	17)
	dBET6	BRD2, BRD3, BRD4	CRBN	T-ALL	cultured cancer cells（nM range） preclinical/xenograft	28)
	dBRD9	BRD9	CRBN	AML	cultured cancer cells（nM range）	29)
	TL13-117	FLT3	CRBN	AML	cultured cancer cells（nM range）	30)
	DD-04-015	BTK	CRBN	B cell-derived diseases	cultured cancer cells（nM range）	30)
	THAL-SNS-032	CDK9	CRBN	leukemia	cultured cancer cells (sub-μM range)	31)
	dTRIM24	TRIM24	VHL	acute leukemia	cultured cancer cells（μM range）	32)

CML：chronic myeloid leukemia, ERRα：estrogen-related receptor α, RIPK2：receptor-interacting serine/threonine kinase 2, TBK1：TANK-binding kinase 1, EGFR：epidermal growth factor receptor, HER2：human epidermal growth factor receptor 2, ALK：anaplastic lymphoma kinase, AML：acute myeloid leukemia, T-ALL：T-cell acute lymphoblastic leukemia, FLT3：FMS-like tyrosine kinase 3, BTK：Bruton's tyrosine kinase, CDK9：cyclin-dependent kinase 9, TRIM24：Tripartite motif-containing 24.

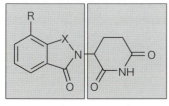
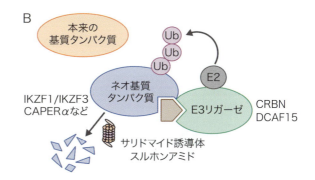

図5 ネオ基質タンパク質を分解する低分子薬
A) サリドマイド，レナリドミド，ポマリドミドの化学構造．B) サリドマイド誘導体とスルホンアミドの作用機序．

ズムをもとにして考案された．

最近，サリドマイドとよく似た現象が，Indisurum (E7070) やE7820などのスルホンアミド系の抗がん剤でも起こることが明らかになり注目されている．これらの薬剤はエーザイで創製され，フェノタイプスクリーニングで抗腫瘍活性があることが見つかり臨床開発されてきた低分子薬であるが，DDB1，CUL4などを含むE3リガーゼ複合体の基質認識サブユニットDCAF15と結合し，スプライシング制御因子であるCAPERα/RBM39（RNA-binding motif protein）タンパク質を分解することが判明した[37)38)]（図5B）．E7070やE7820がDCAF15に結合すると，本来は分解されないはずのCAPERα/RBM39が，新しい基質（ネオ基質）としてDCAF15複合体によりユビキチン化され分解を受ける．

これらの化合物による基質特異性の変化では特定のタンパク質を狙って分解する化合物を合理的に開発することは難しいが，転写因子やスプライシング制御因子など，これまでの低分子薬で標的にできなかったタンパク質を分解できること，SNIPERやPROTACよりも低分子量で設計できることから，新しい創薬手法として注目されている．

おわりに

本稿ではSNIPERを中心に概説したが，現在，製薬業界ではPROTACやDEGRONIMIDなどを含めたタンパク質分解低分子薬の開発研究が大きな盛り上がりを見せている．これらの化合物は標的やE3に結合するリガンドがあれば設計できるため，創薬標的が大幅に広がると期待されている．既に海外では複数の創薬ベンチャーが設立され，メガファーマと連携して，この技術を基にした創薬研究を本格化している[1)]．なかでもCrews教授が設立した米ARVINAS社は，経口投与でも効果を示すアンドロゲン受容体やエストロゲン受容体を分解するPROTACの臨床試験を2018年中にも開始する予定のことであり，タンパク質分解に基づく新しい低分子薬が開発されるのもそう遠くないと思われる．

一方で，遺伝子操作をしなくても特定のタンパク質を任意のタイミングですみやかに，また可逆的に分解除去することが可能なSNIPERやPROTAC等の化合物は，有用な細胞機能解析ツールとしてもアカデミアから注目されはじめている．きわめて動的な細胞内の情報伝達，もしくは細胞の生存に必須な遺伝子の機能などの解析は，ゲノム編集やRNA干渉のような，遺伝学的，分子生物学的手法では困難な場合があるが，本稿の技術を利用することにより新しい知見を得られる可能性があり，新しいケミカルバイオロジー手法として期待されている．さらに，ユビキチン化の制御は，タンパク質分解以外にも，エンドサイトーシス，シグナル伝達，DNA修復，オートファジーなどさまざまな細胞機能を制御することがわかっているが，多様性に富むユビキチン鎖の構造に内包された情報（ユビキチンコード）との関連はまだあまり明らかにされていない．特定のE3によりユビキチン修飾を導入する本稿の技術は，ユビキチンコードの解明にも大いに役立つ可能性がある．

文献

1) 大岡伸通, 内藤幹彦：医薬品医療機器レギュラトリーサイエンス, 49：513-524, 2018
2) Ohoka N：薬学雑誌, 138：1135-1143, 2018
3) Sekine K, et al：J Biol Chem, 283：8961-8968, 2008
4) Itoh Y, et al：J Am Chem Soc, 132：5820-5826, 2010
5) Okuhira K, et al：FEBS Lett, 585：1147-1152, 2011
6) Okuhira K, et al：Cancer Sci, 104：1492-1498, 2013
7) Ohoka N, et al：Cell Death Dis, 5：e1513, 2014
8) Fulda S & Vucic D：Nat Rev Drug Discov, 11：109-124, 2012
9) LaCasse EC, et al：Oncogene, 27：6252-6275, 2008
10) Ohoka N, et al：J Biol Chem, 292：4556-4570, 2017
11) Ohoka N, et al：J Biol Chem, 293：6776-6790, 2018
12) Shibata N, et al：Cancer Sci, 108：1657-1666, 2017
13) Shimokawa K, et al：ACS Med Chem Lett, 8：1042-1047, 2017
14) Burslem GM & Crews CM：Chem Rev, 117：11269-11301, 2017
15) Bondeson DP, et al：Nat Chem Biol, 11：611-617, 2015
16) Raina K, et al：Proc Natl Acad Sci U S A, 113：7124-7129, 2016
17) Winter GE, et al：Science, 348：1376-1381, 2015
18) Lu J, et al：Chem Biol, 22：755-763, 2015
19) Qin C, et al：J Med Chem, 61：6685-6704, 2018
20) Gadd MS, et al：Nat Chem Biol, 13：514-521, 2017
21) Zengerle M, et al：ACS Chem Biol, 10：1770-1777, 2015
22) Zhou B, et al：J Med Chem, 61：462-481, 2018
23) Lai AC, et al：Angew Chem Int Ed Engl, 55：807-810, 2016
24) Crew AP, et al：J Med Chem, 61：583-598, 2018
25) Burslem GM, et al：Cell Chem Biol, 25：67-77.e3, 2018
26) Zhang C, et al：Eur J Med Chem, 151：304-314, 2018
27) Buhimschi AD, et al：Biochemistry, 57：3564-3575, 2018
28) Winter GE, et al：Mol Cell, 67：5-18.e19, 2017
29) Remillard D, et al：Angew Chem Int Ed Engl, 56：5738-5743, 2017
30) Bondeson DP, et al：Cell Chem Biol, 25：78-87.e5, 2018
31) Olson CM, et al：Nat Chem Biol, 14：163-170, 2018
32) Gechijian LN, et al：Nat Chem Biol, 14：405-412, 2018
33) Ito T, et al：Science, 327：1345-1350, 2010
34) Krönke J, et al：Science, 343：301-305, 2014
35) Lu G, et al：Science, 343：305-309, 2014
36) Fischer ES, et al：Nature, 512：49-53, 2014
37) Uehara T, et al：Nat Chem Biol, 13：675-680, 2017
38) Han T, et al：Science, 356：(doi:10.1126/science.aal3755), 2017

参考図書

- 「タンパク質分解の最前線2001」（田中啓二, 大隅良典／編）, 実験医学 Vol.19 No.2, 羊土社, 2001
- 「タンパク質分解系による生体制御」（村田茂穂, 反町洋之／編）, 実験医学 Vol.29 No.12, 羊土社, 2011
- 「ユビキチンがわかる（わかる実験医学シリーズ）」（田中啓二／編）, 羊土社, 2004

Profile　著者プロフィール

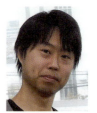

大岡伸通：2003～'06年 名古屋市立大学大学院薬学研究科博士後期課程. 生体防御機能学小野嵜菊夫研究室〔指導教官：林秀敏助教授（現同大学院教授）〕にて, 小胞体ストレス応答やユビキチン化の制御に関する研究を行う. '09年 国立医薬品食品衛生研究所 研究員. SNIPERに関する研究を開始. '16年より同 室長. 現在のテーマは, SNIPERのオリジナリティを活かした創薬研究および次世代低・中分子薬のレギュラトリーサイエンス研究.

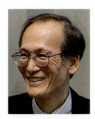

内藤幹彦：1987年東京大学大学院薬学系研究科博士課程修了. 癌研究会癌化学療法センター, 東京大学応用微生物研究所, 同分子細胞生物学研究所を経て, 2009年国立医薬品食品衛生研究所機能生化学部長（'14年より遺伝子医薬部長）. この間米国Burnham研究所のJC Reed博士の研究室に留学（1998年）. オリジナリティの高い研究をしながら, レギュラトリーサイエンスにも貢献したいと考えている.

実験医学別冊 最強のステップUpシリーズのご案内

シングルセル解析プロトコール

わかる！使える！
1細胞特有の実験のコツから最新の応用まで

医学・生物学研究の最新手法が今すぐ出来る！
本邦の初実験プロトコール集が登場

編集／菅野純夫

■定価（本体8,000円＋税）　■B5判　■345頁　■ISBN978-4-7581-2234-4

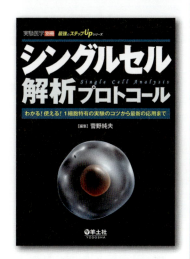

シリーズ好評既刊

新版 フローサイトメトリー
もっと幅広く使いこなせる！

マルチカラー解析も、ソーティングも、
もう悩まない！

監／中内啓光，編／清田 純　　■定価（本体6,200円＋税）　■326頁　■ISBN978-4-7581-0196-7

**初めてでもできる！
超解像イメージング**

STED、PALM、STORM、SIM、
顕微鏡システムの選定から撮影のコツと撮像例まで

編／岡田康志　　■定価（本体7,600円＋税）　■309頁　■ISBN978-4-7581-0195-0

**エクソソーム解析
マスターレッスン**

エクソソーム研究をあなたのラボで！
基本手技が見て解る動画付録

編／落谷孝広　　■定価（本体4,900円＋税）　■86頁＋手技が動画で解るDVD付録
■ISBN978-4-7581-0192-9

今すぐ始める ゲノム編集
TALEN&CRISPR/Cas9の必須知識と実験プロトコール

ノックアウト/ノックインを自在に行う
新手法で，遺伝子解析に革命を！

編／山本 卓　　■定価（本体4,900円＋税）　■207頁　■ISBN978-4-7581-0190-5

**原理からよくわかる
リアルタイムPCR 完全実験ガイド**

発現解析からジェノタイピング，
コピー数解析までをやさしく解説！

編／北條浩彦　　■定価（本体4,400円＋税）　■233頁　■ISBN978-4-7581-0187-5

発行　羊土社 YODOSHA

〒101-0052 東京都千代田区神田小川町2-5-1　TEL 03(5282)1211　FAX 03(5282)1212
E-mail：eigyo@yodosha.co.jp
URL：www.yodosha.co.jp/

ご注文は最寄りの書店、または小社営業部まで

新連載

ブレークスルーを狙うバイオテクノロジー

編/東京大学先端科学技術研究センター 谷内江研究室

NGS，ゲノム編集，シングルセル…今の生命科学には，かつてないペースで新技術が登場しています．本連載では，組合わせのアイデアで，さらなるシナジーをよび起こす先端バイオテクノロジーをご紹介いただきます．

本連載をはじめるにあたって
テクノロジーを知り，新しい生命科学を創造する

　これまでの生命科学の歴史のなかで研究者たちはさまざまな発見をし，われわれの知識を推し拡げてきた．他の自然科学と同様に，研究者の慧眼と努力によるそれを支えてきたのは技術であり，生命科学においては光学顕微鏡，X線構造解析技術，DNAシークエンシングや質量分析といったテクノロジーである．また，ときには新しく発見された生命現象によって新しい技術が生まれ，それが次の発見をもたらしてきた．このような生命科学に独特な美しいサイクルには，例えばDNAの複製機構とDNAポリメラーゼの発見がPCR法の発明につながり，それがDNAシークエンシング法の発明につながり，今日私たちがゲノム情報を基礎とする研究をできるというものがあるだろう．

　もちろん生命現象の新しい発見は狙ってできるものではない．しかしながら「このようなテクノロジーが生まれると，このような生命現象に挑戦できるようになる」と想像し，そのようなテクノロジーの実現を狙うことはできる．また，見渡してみると，いきなり一人の天才がこれまで誰も見たことがなかったような独創的な発明をして世界を驚かすというようなことはほとんどない．誰かの小さな発見やこれまでの技術を丁寧に理解して組合わせることによって，他の開発者達に「ああ，その手があったか」と思わせるような技術が生まれることが多い．その世界にどっぷりと浸かることはとてもおもしろく，それが私たち自身のことを含めた生命の神秘に迫るものであればなおさらである．特に近年は，DNAシークエンシング，DNA合成，ゲノム編集，イメージングなどの技術が加速的に発展しており，従来の遺伝学の枠組みを超えて細胞や生物の機能を大胆に改変する合成生物学の技術と，それによる生命現象の観察が可能になってきた．生物機能に介入するようなテクノロジーの開発は，不確定要素の多い細胞あるいは分子のふるまいを制御する必要があり難しいが，「ここはこういうふうに動いているのかもしれない」と想像し，その裏をとりながら目的の制御を実現できたときは技術の実現と，生命の神秘に触れてそれを少しずつ理解するという喜びを同時に得ることができる．

世界では生物学，工学，情報科学を起点としたさまざまなバイオテクノロジーが生まれており，養われたセンスによってそれらがさらに複合され，分野の潮流をつくるようなアイディアが登場している．最近では，マイクロ流路デバイス，DNAバーコード，超並列DNAシークエンシングを組合わせた1細胞トランスクリプトーム技術がこれにあたる．またゲノム編集の登場は，単なる染色体DNA配列の改変にとどまらず，多くの研究者たちを個体発生における細胞系譜トレーシング技術の開発に参入させた．DNA合成技術やDNAアセンブリ技術の加速はマイコプラズマや出芽酵母の染色体まるごと合成の成功につながった．テクノロジーはビジョンをつくる．しかし，慧眼をもってすばらしいテクノロジーを生み出している科学者たちが世界中にいる一方で，どれだけの"賢い"科学者たちがこういったことが自分にもできると捉え，大胆なビジョンをもち，その価値を想像しながら挑戦しているだろうか？

私たちをとり巻くさまざまなバイオテクノロジーは，一見無関係なノードでも，その要素技術群までみてみると見事に連関しており，美しいウェブを形成している．生命科学の新しい学徒は，広大なウェブを端からほぐして逐一理解する行程を思い躊躇するだろう．しかしながら，まずは何も考えず，ウェブに身を放り込んでしまうのがよい．あなたも次々と新しいアイディアを生み出すようになり，ともすると永久に抜け出せなくなるような強烈におもしろい次の生命科学のビジョンをつくってしまうかもしれない．

本連載では東京大学先端科学技術研究センター谷内江研究室のメンバーがさまざまなバイオテクノロジーを解説し，一人でも多くの研究者とその卵をこのすばらしい世界に引き込むことを目的としている．私たち自身もまた，すばらしい技術の存在を再確認し，その可能性を誌面で議論することで自分たちのサイエンスを育み，楽しむ機会としたい．取り扱うトピックは，ゲノム編集などの基礎的な技術から高度な1細胞トランスクリプトーム，細胞系譜追跡技術，情報プロファイリング，一分子イメージング，人工細胞合成など多岐にわたるが，連載の進行につれ「前に説明したあれもこれもつながって，こういう技術が生まれた」あるいは「この技術とこの技術を組合わせれば，こういう新しいバイオロジーを考えることができるのではないか」と解説するようにする．第1回では，現在のバイオテクノロジーの美しきウェブの中で，急速にハブとなりつつあるゲノム編集技術について触れ，その大いなる拡がりについて，続くいくつかの回で楽しめるようにする．

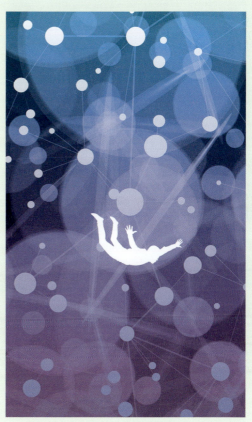

バイオテクノロジーのウェブにダイブする

第1回 ゲノム編集
美しきテクノロジーウェブの新たな中心

谷内江 望

　ゲノム編集（genome editing）は，任意のDNA配列を特異的に切断し，それによって染色体ゲノム配列を自在に改変できる技術として2000年代後半に登場した．2012年にCRISPR/Casシステムが登場するまでは，任意のDNA配列に結合するように自在にデザインできるタンパク質にヌクレアーゼ（FokI）を融合したジンクフィンガーヌクレアーゼ（ZNF）やTALエフェクターヌクレアーゼ（TALEN）が主流であった[1]（図1A）．

　哺乳動物細胞では染色体に切断が引き起こされると，相同染色体を利用した相同組換え修復や非相同末端結合修復が惹起される．非相同末端結合修復では，DNA切断末端がエキソヌクレアーゼやポリメラーゼによって処理されてから再連結されるために，欠失などの変異が入り，これが遺伝子破壊に利用できる（図1B）．一方で，切断末端の両方に相同な配列を末端にもつDNA断片がドナーとして切断処理と同時に細胞に導入された場合は，相同組換え修復を経てこれが高効率に目的の染色体座位にノックインされる（図1C）．このほか，ヌクレアーゼの代わりに転写因子や染色体修飾因子を融合させることで，狙った染色体の切断だけでなく，遺伝子発現やエピゲノム状態を制御できるような技術も開発された．

　今日では，言うまでもなく，バクテリアのファージに対する免疫防御機構として発見されたCRISPR/Casシステムがゲノム編集の中心である．天然の生命システムから発見された技術を利用するためには，それが元来のシステムにおいてどのように機能しているかを理解することが要である．CRISPR/Casシステムについては連載の後半にこのことがさらに重要になってくるため，現在最も利用が進んでいるCas9をコードする*Streptococcus pyogenes*を例に外来DNAに対する原核生物の免疫防御機構を簡単に説明する[2]．

　このバクテリアではファージなど外来のDNAの侵入があると，Cas1, Cas2タンパク質が外来DNAのもつPAM（protospacer adjacent motif）という短いモチーフ配列（*S. pyogenes*由来のCas9の場合は5′-NGG-3′）を認識してそれに隣接する5′側の一定長のDNA配列（プロトスペーサー）を切り出し，ホストのゲノム上に挿入（免疫）する（図2A）．新しく免疫されるDNA配列（スペーサー）は，ある共通配列に挟まれる形で過去に免疫された配列群の先頭に挿入されるため，ゲノム上には一定間隔を空けた周期的なリピート配列が生じる．このリピート配列がその詳しい機能が明らかになる前に発見されたことがCRISPR（clustered regularly interspaced short palindromic repeats）という名称の由来である．一度免疫された外来DNAの侵略が再び起こった場合は，次のように外来DNAが分解される．まず，ゲノムのCRISPR領域から発現するpre-CRISPR RNAからプロセッシングされる単位ユニット（crRNA）それぞれのリピート配列部分とtracrRNAとよばれるRNAが二次構造を形成し，それらがさらにCas9タンパク質と複合体を形成する（図2B）．複合体のスペーサーRNA部分は外来DNAのプロトスペーサー配列の逆鎖と塩基対を形成し，Cas9タンパク質がPAMを認識することでDNA二重鎖切断を引き起こし（図2C），ターゲットされたDNAを分解に導く．このCas9のDNA切断活性のためのPAM要求性は，ホストゲノムのCRISPR領域に免疫した同じスペーサーは切断せずに外来DNAのみを切断することができる自己・非自己の認識機構として働く．

　これらの機構が理解されてすぐ2012年にカリフォルニア大学バークレー校のJennifer Doudnaとウメオ大学（当時）のEmmanuelle CharpentierらがtracrRNAとcrRNAを融合させた人工的なガイドRNA（gRNA）とCas9が3′側にPAM配列をもつ20塩基程度の配列を自在に切断できることを示し（図2D），翌年Broad研究所のFang Zhangとハーバード大のGeorge Churchのグループが同時に哺乳動物細胞のゲノム編集においてもこれが利用できることを示した．その後，ZNFやTALENと異なりgRNAのスペーサー部分を変更するだけで汎用的に利用できるその簡便性から爆発的に利用が広がった．Cas9の場合はヌクレアーゼドメインを2つもち，これがDNA二重鎖切断を

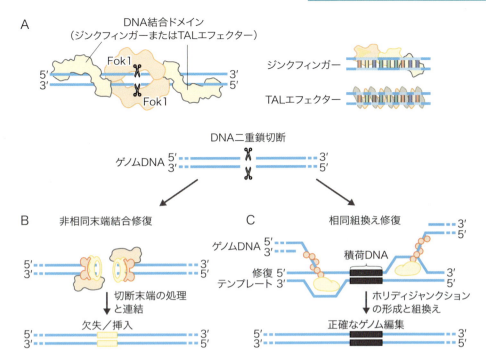

図1 TALENやZNFをもちいたゲノム編集
A）ジンクフィンガーやTALエフェクターはDNA結合性のタンパク質であり，DNA認識モジュールのくり返し構造をもつ．ジンクフィンガーは1つの認識モジュールが特異的な3塩基と選択的に結合し，TALエフェクターでは1つの認識モジュールが特異的な1塩基と選択的に結合する．このため任意のDNA配列に結合するタンパク質をデザインすることが可能であり，これにヌクレアーゼドメイン（FokI）を融合させたものがジンクフィンガーヌクレアーゼ（ZNF）やTALエフェクターヌクレアーゼ（TALEN）といったゲノム編集ツールである．B）非相同末端結合修復と相同組換え修復．（文献1を参考に作成）

可能にするが，これらを一部または両方欠損させたニッカーゼ型Cas9（nCas9）や不活性型Cas9（dCas9）も開発され，ZNFやTALENのようにこれらにさまざまなエフェクタータンパク質を融合させた多様な染色体操作技術も実現した．

CRISPR/Casシステムによる簡便な染色体切断はさまざまな生物種における遺伝子破壊を可能にし，ノックインは外来遺伝子の導入のみならず一塩基レベルでの染色体ゲノム配列の書き換えを可能にしたが，ゲノム編集はさらに新しい考え方によって染色体の遺伝コードを書き換える方向に向かっている．塩基編集（base editing）とよばれるこの方法ではdCas9あるいはnCas9にシチジンデアミナーゼやRNAアデノシンデアミナーゼを改変したものをエフェクタータンパク質として融合させ（**図2E**），ターゲットとなるDNA領域の塩基を脱アミノ化反応を介してシトシン・グアニン塩基対（C・G）からチミン・アデニン（T・A）に変換することや，アデニン・チミン塩基対（A・T）からグアニン・シトシン塩基対（G・C）に変換することを可能にする[3)4)]．これによって細胞にとって毒性のある染色体切断や，まだ決して効率の高くないDNA断片のノックインを必要とせずに染色体ゲノム配列を高効率かつ正確に書き換えられるようになった．

ゲノム編集技術がもつ力の一端
ジーンドライブ

ゲノム編集が，自然がつくり上げた生命システムにどれだけの人工的なインパクトを与えうるかを端的に示す例としてジーンドライブ（gene drive）がある[5)6)]．通常，特定の変異をもつ個体は，自然選択の枠組みを超えて集団内で広がることはない．つまり，その変異が生育に有利な形質を生み出さない限り，野生型も同じように増殖するため，変異型の個体が集団を支配するようなことは生じえないし，遺伝的浮動（genetic drift）によって集団から消えることも多い．このこと

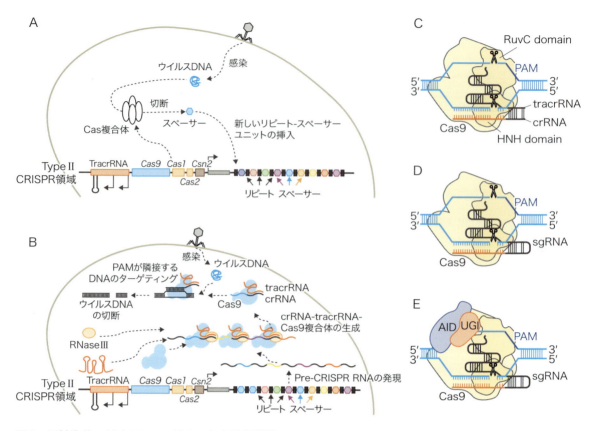

図2 原核生物の外来DNAに対する免疫防御機構
A) 外来DNAに対する免疫付与．**B)** 外来DNAに対する防御機構．**C)** crRNA-tracrRNA-Cas9（3コンポーネント）によるターゲットDNAの切断．**D)** gRNA-Cas9（2コンポーネント）によるターゲットDNAの切断．**E)** シチジンデアミナーゼをもちいた塩基編集Target-AID法．nCas9にシチジンデアミナーゼ（AID）およびウラシルグリコシラーゼ阻害剤（UGI）が融合されている．nCas9によって一本鎖化されたDNAにAIDが働きシチジンを脱アミノ化反応によってウリジンに変換する．UGIの作用によって一塩基除去修復が阻害され，DNA複製過程においてウラシルはチミンに変換される．（文献1，2を参考に作成）

は有性生殖であっても同様で，野生型の個体と変異型の個体が交配した場合は，その子には親の姉妹染色分体が均等な確率で分配されるため変異型が集団を支配することはない（図3A）．一方，ジーンドライブとよばれる概念では，任意の「野生型配列を切断するゲノム編集ツールを発現するDNAカセット自体がその染色体の野生型配列と置き換えられた」個体が準備される．このとき，例えヘテロにジーンドライブカセットをもつように改変された個体であっても，ゲノム編集によって野生型配列の切断と相同組換えDNA修復が誘導されて，ジーンドライブカセットは他の相同染色体にコピーされてすぐにホモ化する（図3B）．したがって，その個体から生じる配偶子はすべてジーンドライブカセットをもち，野生型と交配してもその子はすべてジーンドライブカセットを（少なくともヘテロには）もつことになる．最初はヘテロに入っていたカセットも，じきにホモ化する．この，ジーンドライブカセットをもつ個体が野生型と交配しはじめると，メンデルの遺伝の法則を無視して，そのうち野生型が環境から消える（図3C）．

このようにジーンドライブはこれまでの生物進化が頼ってきた遺伝のバランスを一気に変えてしまうような破壊的なインパクトをもった技術である．そのコンセプト自体は15年ほどの歴史があるが，CIRPSR/Casシステムなどのゲノム編集の登場によって，特定の個体の任意の染色体座位に対してジーンドライブ効果を簡便に生み出すことが可能になった（あるいは「なってしまった」）．例えば，ジーンドライブを活用する有

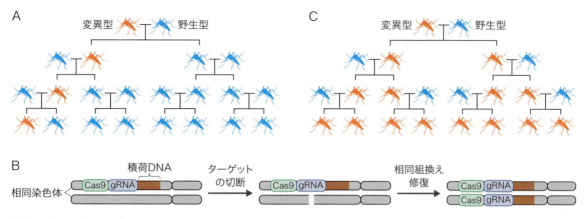

図3 ジーンドライブ
A）通常，変異型をもつ個体は集団のなかで広まらない．B）ジーンドライブカセットは野生型の切断と相同組換え修復を経て相同染色体にコピーされる．C）ジーンドライブカセットをもつ個体は集団を支配する．

名なアイディアとして，マラリア原虫に対する耐性遺伝子を保持する蚊の個体を，マラリア流行地域に放出し，媒介蚊を駆逐しようというものがある[5]．他のゲノム編集関連技術の例に漏れず，ジーンドライブも生態系への影響などの倫理的な議論が未熟である．

合成生物学におけるゲノム編集

分子生物学以降の生命科学の歴史は，遺伝子破壊，遺伝子導入によって変化する細胞や個体の形質の観察，蛍光タンパク質遺伝子を融合させた遺伝子による目的タンパク質の細胞内動態の可視化など，DNAにコードされた生命システムのプログラムに介入してリバースエンジニアリングすることをスタンダードなアプローチとしてきた．また合成生物学では，転写因子の発現誘導やDNAの組換えを安定かつ精密に制御して，細胞内に複雑な論理ゲートをもった計算機[7]や外部刺激の数を数え上げられるようなカウンター[8]が開発され，ゲノム合成のアプローチとともに生命システムを積極的にプログラミングするような技術開発が進んできた．連載の後半でも徐々に触れていくが，近年ではこれらのアプローチが統合されて，より複雑な論理回路をコードするDNAを細胞に導入することによって，動物個体の細胞を個別に蛍光識別する技術[9]，タンパク質間相互作用ネットワーク[10]や遺伝子間相互作用ネットワーク[11]を網羅的に同定する技術，個体発生の細胞系譜をトレーシングする技術[12]〜[14]などが生まれた．自在にDNA配列を書き換えることができるゲノム編集は，細胞内に導入された論理回路を遺伝子発現誘導系などではなく，遺伝子コードレベルで精密に制御でき，生命科学研究のためにさらに精密で大規模な人工回路をもつモデル生物を構築するという意味においてもその意義が大きく，私たちの研究室を含めて世界中でそういった方向での技術開発が進んでいる．

◆

バイオテクノロジーは協調して（あるいは開発者たちにとってはアイディアを"盗み"合いながら）発展しつつある．今回は近年急速にさまざまな技術開発に利用されはじめたゲノム編集に触れ，それによって生まれたジーンドライブというシンプルなアイディアが生態系を変化できるほどの大きなインパクトをもつという例を示した．第2回は発生における細胞系譜追跡について解説する．細胞系譜追跡の歴史に触れ，体細胞変異を利用した手法からDNAバーコードやゲノム編集が発生学の視点を変えつつある様子を紹介しながらその限界についても議論する．

文献

1）Hsu PD, et al：Cell, 157：1262-1278, 2014
2）Mali P, et al：Nat Methods, 10：957-963, 2013
3）Nishida K, et al：Science, 353：10.1126/science.aaf8729, 2016
4）Gaudelli NM, et al：Nature, 551：464-471, 2017
5）Akbari OS, et al：Science, 349：927-929, 2015
6）DiCarlo JE, et al：Nat Biotechnol, 33：1250-1255, 2015

7) Weinberg BH, et al：Nat Biotechnol, 35：453-462, 2017
8) Friedland AE, et al：Science, 324：1199-1202, 2009
9) Livet J, et al：Nature, 450：56-62, 2007
10) Yachie N, et al：Mol Syst Biol, 12：863, 2016
11) Díaz-Mejía JJ, et al：Mol Syst Biol, 14：e7985, 2018
12) McKenna A, et al：Science, 353：aaf7907, 2016
13) Frieda KL, et al：Nature, 541：107-111, 2017
14) Pei W, et al：Nature, 548：456-460, 2017

著者プロフィール

谷内江 望（Nozomu Yachie）

東京大学先端科学技術研究センター准教授および慶應義塾大学先端生命科学研究所特任准教授．2009年慶應義塾大学にて博士号を取得．'10年よりハーバード大学およびトロント大学博士研究員．'12年カナダ政府が選出するバンティングフェロー（自然科学技術分野）．'14年より現職．実験生物学と情報生物学を組合わせたさまざまなバイオテクノロジーを開発．谷内江研究室ウェブサイト：http://yachie-lab.org/

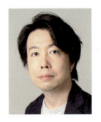

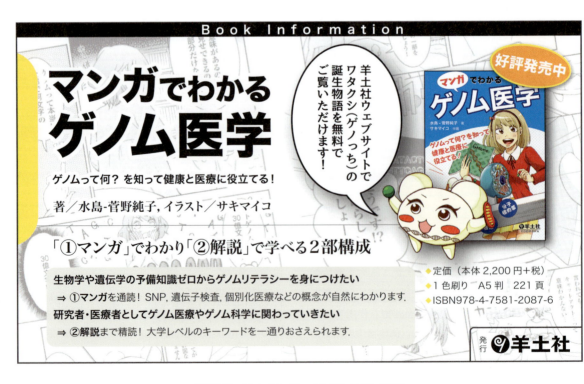

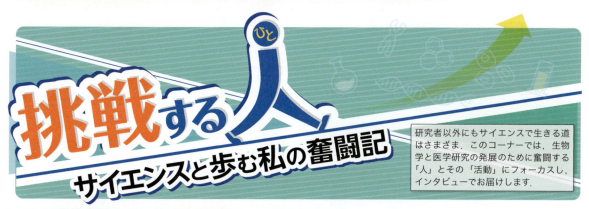

挑戦する人
サイエンスと歩む私の奮闘記

研究者以外にもサイエンスで生きる道はさまざま．このコーナーでは，生物学と医学研究の発展のために奮闘する「人」とその「活動」にフォーカスし，インタビューでお届けします．

第17回　水谷治央 氏

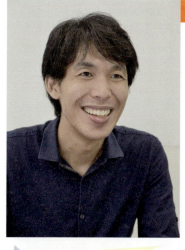

薬に興味をもち，東北大学薬学部に入学，臨床への興味から大学附属病院薬剤部に所属．神経薬理学研究の過程で，脳のしくみに興味をもち，博士課程では東京大学大学院医学系研究科にてシナプス伝達の電気生理学に関する研究を行い，博士（医学）取得．東京大学総括プロジェクト機構の特任助教時代，脳の地図であるコネクトームの研究を開始し，Harvard 大学の Jeff Lichtman 研究室に留学．帰国後，ドワンゴ人工知能研究所にてコネクトームの知見を人工知能に応用する研究を行う．現在は PGV 株式会社最高科学責任者（CSO）として，脳科学と人工知能研究の経験を活かし，脳波ビッグデータの解析とその社会実装に奮闘中．

脳の複雑性と疾患に人工知能で挑む！

小型脳波センサーで目指す脳疾患のスクリーニング

——水谷先生はコネクトームや人工知能の研究を経て，現在は脳波センサーを用いるベンチャー企業にお勤めと伺いました．どのような仕事なのですか？

　私が所属している PGV 株式会社は，大阪大学発のベンチャー企業で，同大学の関谷毅教授が開発したパッチ型の脳波センサーを用いたビジネスを手がけています．おでこに貼れるくらい小型の脳波センサーですので，場所を選ばずに使うことができ，医療やヘルスケア，ビジネスなど多くの場面での社会実装を目指しています．一方で脳波を計測した後は，その意味するものを解読しないといけません．私は機械学習など，いわゆる人工知能（AI）を使って脳波が意味するものを解析し，わかりやすい形で提示していくことを仕事にしています．

——実際のものを見せていただくことはできますか？

　これが脳波センサーに使用する電極シートです（**次頁写真**）．厚さは 20 μm くらいで伸縮性もあり，冷却ジェルシートのようにおでこに貼ることができます．これまでの大型の脳波計だと，例えば睡眠の検査をするにも一晩の入院が必要で，患者さんの時間的，金銭的な負担も大きかったのですが，このサイズで在宅での検査ができるようになれば，どちらの負担もかなり軽減されると思います．

——機械学習で脳波を解析するというのは，どのようなイメージなのでしょうか？

　脳波から情報を読み取るにはこれまで，周波数を解析する方法が主に用いられてきました．どのような状態のときにどのような周波数である，という医学的知見に基づき解析する方法で，睡眠状態の解析などに用いられてきました．一方，私たちの脳波センサーは小型で普及させやすいと考えていますので，大量の脳波データを集めることができるようになります．このデータから機械学習を用いて人間が設計したのとは異なる特徴量（パラメーター）を探し出し，最終的には送られてきた脳波を自動で解析して返せるようになると考えています．

——多くの応用が考えられると思いますが，医学分野ではどのようなことを考えていますか？

　まだ研究段階ではあるのですが，認知症をはじめと

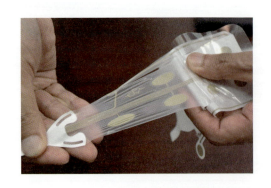

する脳疾患のスクリーニングを目指した研究開発を行っています．実際，アルツハイマー病を持つような重篤な認知症の患者さんでは，健常者と比べて脳波に明らかな違いがあることがわかっています．私たちは今後，多くの脳波データを解析することで，重篤になる前の軽度な認知症や，さらに前の軽度認知障害（MCI），およびその予備段階を検出できるようになりたいと考えています．アルツハイマー病に関していえば脳内のβアミロイドの蓄積など直接的なバイオマーカーもありますが，測定にはポジトロン断層法（positron emission tomography：PET）が必要でそう簡単な検査ではありませんので，脳波という簡便な方法との相関を調べて，早期の発見と対策に役立てられればと思います．

コネクトームと人工知能の経験を組み合わせたキャリアを追求

――どのような経緯で脳科学に出会ったのでしょうか？

　実家が薬店だったということもあり，薬への興味から東北大学薬学部に入学しました．当時はあまり研究をやろうという考えはなく，より現場に近い臨床をやりたいと思っていましたので，配属先研究室には大学附属病院の薬剤部を選びました．大学病院で多くの薬剤師の方々と接点を持つ中で，統合失調症の薬を用いて神経薬理学の研究する機会があったのが，脳科学との最初の接点でした．マウスに薬を投与して行動が劇的に変化する様子を観察する過程で，薬が脳にどのように作用するのかに興味をもち，やがて脳はそもそもどのような仕組みなのか，ということに興味が移行してきました．

　そこで博士課程では神経生理学を極めるべく，東京大学大学院医学系研究科に入学し，電気生理学にどっぷりと浸かりました．習得に1年はかかるといわれるパッチクランプ法を学び，プレシナプスとポストシナプスの電位を同時測定するため，比較的大きいとはいえ1 μmほどの大きさの，脳幹にあるプレシナプスをターゲットとして研究を行っていました．

――その後ハーバード大学にてコネクトーム研究を行われていますが，どういった経緯なのでしょうか？

　ハーバード大学に行く前に5年間，東京大学の小宮山宏総長の主導で行われた学術統合化プロジェクトに特任助教として参画しました．そこでは多くの研究成果を俯瞰的に捉えることに主眼が置かれており，私は神経科学の立場から参加したのです．当時私は，神経分野を俯瞰的に捉えるためには，論文を多く集めて何かを考える以前に，土台となるマップ，例えるならば複数のスケールにすべての情報が載っているGoogleマップのようなものが必要だろうと考えていました．そこで研究内容も神経の生理から形態へと一気にスイッチして，Googleマップの全脳版となるような，分子から全脳までをカバーする"Brain Map"を実現すべく，X線を用いたイメージングと三次元再構成の研究をはじめました．

　5年間の任期が終わりを迎えるとき，次の行き先に悩んでいました．もちろんいくつかのオファーはあったのですが，当時日本ではコネクトームという言葉も広まっておらず，私がやりたかったBrain Mapについては「ラボのテーマをメインでやって，空いている時間にやるのならいい」というオファーばかりでした．それならばいっそフルコミットできる環境にということで，若干の面識しかありませんでしたが，コネクトーム研究をリードするハーバード大学のJeff Licheman教授にメールを送り，ポスドクとして雇ってもらえることになりました．

――ハーバード大学のあるボストンといえばバイオベンチャーの盛んな場所でもあります．

　まさにそのとおりで，この機会にアントレプレナーシップを学ばない手はないと思い，Startup Leadership Program（SLP）というスタートアップ向けのプログラムにも研究と並行して参加していました．

　じつはバイオベンチャーに興味をもつきっかけが，渡米前に1つありました．先ほど申し上げたとおり渡米前の5年間では，X線を用いたイメージングと画像再構成を行っていたのですが，そこで新たな計算のアルゴリズムを開発し，特許として出願していました．

それを他の分野でも役に立てないか，具体的には医療用のX線CT（computed tomography）でも使えないかというのが知りたくて，東京大学のアントレプレナー道場という，主に学生を対象とした起業家育成プログラムに参加したのです．その道場の発表会で，CT画像の再構成を病院ではなくクラウドサーバで行い，より良い画質で遠隔地の医師にも安価で提供できるというプロジェクトをチームで提案したところ，優勝することができ，大きな自信となりました（**右上写真**）．研究で自分が取り組んだ成果がもしかしたら社会の役に立つかもしれないと感じ，自分の進む道のオプションが1つ増えたと実感しました．

―その後，日本に帰国してドワンゴ人工知能研究所に入所されていますね．日本でコネクトーム研究を続けるという選択肢もあったかと思うのですが，どのように決断に至ったのでしょうか．

挑戦をしたかった，新しいことを行って前に進む感覚を得たかった，というのが率直なところです．もちろん日本でコネクトーム研究を続けることもできたでしょうが，アメリカにいたときと同じことを行うのは，あくまで自分の感覚なのですが，後追いのように感じたのです．むしろ多少のリスクはあったとしても，コネクトームで得た知見を人工知能の設計に役立てるという新たな可能性を選択したほうが，後悔しないと考えました．

これまでの自分は常に，それまでの自分のバックグラウンドと，そこからさらに身につけたプラスアルファのものを使ってできるような，それまで他人がやらなかったようなことを選んできたつもりです．もちろんそういった選択をすることで失敗することも多々あるとは思うのですが，少なくとも私の場合はそれで今まで生き延びられていました．

やりたいことを選択した結果が後からつながる

―PGV社にジョインしたきっかけは何だったのですか？

これは人からの紹介ですね．日本ではアントレプレナー道場，アメリカではSLPで学んだことからバイオベンチャーに興味はあったのですが，未熟さもあり自分でベンチャーを興すには至りませんでした．そんなとき知人から，脳とAIという，これまでの自分の経

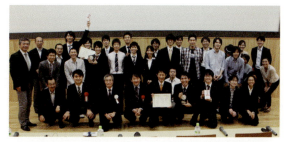

アントレプレナー道場発表会にて．前段右から4人目が水谷氏．

験に合致するベンチャーがあるという話を聞いて，何回もメンバーと会って打ち合わせをし，話せば話すほど将来のポテンシャルをはじめとする良さを感じたので，最終的にその一員となることを決断しました．

Steve Jobs氏の卒業スピーチにある「Connecting the dots」という言葉が指すように，結局のところ，あとで振り返ればつながることというのは多いと感じています．私も大学の薬学部を出て以来，ずっと薬学と関係ない神経生理学や人工知能をやってきましたが，いま脳波センサーを扱うこの会社に入り，製薬会社やヘルスケア業界や医療機器メーカー，病院や大学の先生とお話する機会が多くなりました．そこで新薬や医療機器の開発の過程を一通り知っていることで，円滑にコミュニケーションできるわけです．すべて興味の赴くままにやってきましたが，現在は創薬研究にも役立てられる可能性があるというところにつながっていますし，やりたいことをやって良かったなと思いますね．

―これからの生き方に悩んでいるような実験医学誌の若い読者にメッセージをお願いします

私に限って申し上げれば，これまで直感に従って行動してよかったなと感じています．将来性がありそうだから，成功の確率が高そうだから，きれいなキャリアになりそうだから…といった打算で2番目に興味があることでもいいか，と選んだことはあまりありません．これがベストだったのかはわからないですし，ただ運がよかっただけなのかもしれないですけれど，自分としてはそのやりかたで非常に満足しているので，「自分が一番やりたいことを選択してください」というのがアドバイスになりますね．

―貴重なお話をありがとうございました．

聞き手：実験医学編集部　早河輝幸

eppendorf

遠心機買い替えキャンペーン　　2018年12月26日まで期間延長

世界中でご愛用いただいているエッペンドルフの遠心機。本キャンペーンは、新しく遠心機を購入する方はもちろん、現在ご使用中の遠心機からの買い替えをご検討されている方には、さらにお得な価格でお買い求めいただけるチャンスです！

> 遠心機の新規ご購入で **25% OFF**
> 現在お使いの遠心機からのお買い替えで **30% OFF**

幅広いラインナップからお選びいただけます。

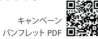
キャンペーンパンフレットPDF

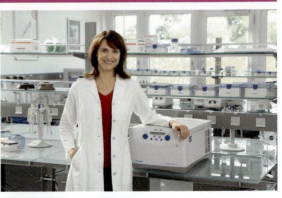

対象製品例

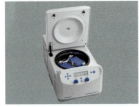

冷却遠心機 5430 R
> 最大遠心力 30,130×g
　（17,500 rpm）
> 容量：
　- コニカルチューブ 6 本
　- MTP・DWP 2 枚
　- マイクロチューブ 48 本

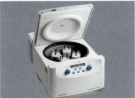

冷却加熱遠心機 5702 RH
> 最大遠心力 3,000×g
　（4,000 rpm）
> 容量：
　- 15 mL 遠沈管 20 本
　- 50 mL 遠沈管 4 本
　- 各種採血管に対応

デモンストレーションキャンペーン　　2018年12月26日まで期間延長

以前からエッペンドルフの製品をお使いの方はもちろん、これまで使う機会がなかった方も製品の実機に触れて頂くチャンスです。

本キャンペーンでは、対象製品のお試し使用後、アンケートをご記載いただくだけで、**高品質な Eppendorf 消耗品をいずれか 1 箱プレゼント**いたします！
twitter 連動企画もございます。詳しくはパンフレットをご覧ください。オリジナルTシャツをプレゼントいたします！

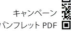
キャンペーンパンフレットPDF

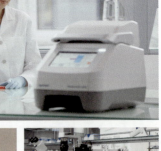

対象製品例

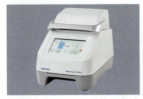
加熱速度 10°C／秒の高速サーマルサイクラー

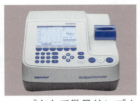
コンパクトで微量サンプルの測定も可能な分光光度計

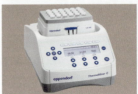
安心して撹拌と温度制御を任せられるサーモミキサー

新製品を含むマイクロマニピュレーションシステム

www.eppendorf.com・info@eppendorf.jp
エッペンドルフ株式会社　101-0031　東京都千代田区東神田 2-4-5　Tel:03-5825-2361　Fax:03-5825-2365

クローズアップ実験法 series 304

成長因子を使用しない低価格なヒト多能性幹細胞の培養方法

吉田則子,長谷川光一

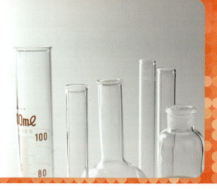

何ができるようになった？

化合物を利用することで,成長因子タンパク質を用いずに,未分化なヒト多能性幹細胞(ES細胞やiPS細胞)を増殖させる培養方法を開発した.この培養に用いる培地には,2種のタンパク質しか含まれないため,多能性幹細胞を安価に使用することが可能となった.

必要な機器・試薬・テクニックは？

本方法で培養した細胞はデリケートなため,培地交換や継代操作には注意が必要となるかもしれない.

 ## はじめに

ヒト多能性幹細胞(ES細胞やiPS細胞)の培養として古典的には,フィーダー細胞を用い,血清代替物(KnockOut™ serum replacement:KSR)およびFGF2(塩基性線維芽細胞増殖因子)を添加した培地で行われてきた[1].一方で,フィーダー細胞を用いず,専用の培地と細胞外基質を用いるフィーダーフリー培養法も多数開発されている[2]~[4].しかしながら,これらの培地は,いずれもFGF2等の成長因子タンパク質が多量に添加されており,こうしたタンパク質の安定性が培養に影響を与える場合がある.また,これらのタンパク質は,培養細胞やバクテリアで産生し精製されるため,安定した品質の培地の価格は高くなってしまう.このため,タンパク質成分をなるべく排除した安価で安定性の高い完全合成培地を用いたフィーダー非依存の培養法の開発が望まれている.

また,ヒト多能性幹細胞の継代時に細胞を剥離・解離させる方法として,タンパク質分解酵素を用いる方法が一般的であるが,タンパク質を使用せずにキレート剤EDTAのみ加えたPBSを用いる方法[3]やカルシウムイオンを添加したPBSを用いる方法[5]等もあり,培地の種類や細胞の種類に合わせて適切かつ安価な方法を選択する必要がある.

われわれは,成長因子タンパク質を用いない安価なヒト多能性幹細胞用の合成培地を開発した[6].本稿では,この培地と,この培地で培養した細胞に適した無タンパク質継代溶液を組合せて,安価な培養システムを紹介する.

 ## 原理

化学合成の培養システムを開発するためには,ヒト

Growth factor-free and cost-effective human pluripotent stem cell culture
Noriko Yoshida/Kouichi Hasegawa:Institute for Integrated Cell-Material Sciences (iCeMS), Institute for Advanced Study, Kyoto University(京都大学高等研究院物質-細胞統合システム拠点)

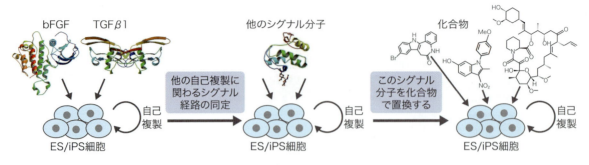

図1　化合物で成長因子を置換するストラテジー

多能性幹細胞の自己複製メカニズムを理解しそれを化合物で制御することが必要となる．ヒト多能性幹細胞の培養において必須とされる培地添加タンパク質として，血清タンパク質であるインスリンやトランスフェリン，成長因子タンパク質であるFGF2, TGFβ（トランスフォーミング増殖因子-β）などが知られているものの[3]，これらのタンパク質を直接置換可能な化合物の報告はいまだない．また，これらによって制御されているヒト多能性幹細胞内でのシグナル経路もほとんど解明されていないため，化合物をスクリーニングする際の標的も定めにくい．このことは，完全化学合成培養システムの開発の大きな障害となっていた．そこでわれわれは，これらのタンパク質に限定せず，ヒト多能性幹細胞において分化誘導や自己複製に関与するさまざまなシグナル分子の添加や阻害による増殖や分化，自己複製といった表現型解析と網羅的遺伝子発現解析，代謝解析を指標としたシグナル経路の予測と解明，それに基づいた化合物スクリーニングによって完全化学合成培地の開発を行った（図1）．

その過程でわれわれは，Wntシグナルがヒト ES 細胞の増殖促進と分化誘導の両方に作用することを発見し，これをそれぞれ制御できればWntシグナルによってヒトES/iPS細胞を自己複製させることができると考え，古典的Wntシグナル経路のβカテニンと転写補助因子（p300/CBP）の結合バランスによる運命決定の仮説を立てた．この仮説に基づき低分子化合物スクリーニングを行い，Wntによる分化誘導のみを阻害できる化合物ID-8（DYRK阻害剤）[7]やYH249/YH250（βカテニン−p300結合阻害剤）[8]などを同定し，成長因子FGF2/TGFβ非依存でWnt/ID-8依存の培養システムを開発した（図2）．しかしWntタンパク質は高価であり，この培養システムは経済的ではなかったため，次にヒト多能性幹細胞で効率的にWntシグナルを活性化する化合物1-Azakenpaullone（GSK3阻害剤）を同定し，Wntタンパク質にも非依存な培地を開発した．ところが，成長因子非添加で，1-Azakenpaullone/ID-8添加の培養条件では，ヒト多能性幹細胞は未分化性を維持し自己複製できるものの，その細胞の増殖はとても遅いものだった．そこでわれわれは，1-Azakenpaullone/ID-8添加条件と，FGF2/TGFβ1添加条件で培養したヒトES細胞を解析し，1-Azakenpaullone/ ID-8によってNFATcシグナルが活性化され，これが増殖抑制に関与することを見出し（図3），化合物 Tacrolimus（別名FK-506）（Calcineurin/NFATcシグナル阻害剤）によって増殖を促進させることを確認した．また，pHや浸透圧，トレースエレメント（微量元素）やビタミンなども細胞増殖がよくなるように最適化した．これらによって，成長因子を含まず，タンパク質成分としてインスリンとトランスフェリンの2種のみを含む安価な合成培地，AKIT培地（1-Azakenpaullone/ ID-8/Tacrolimus含有培地）を開発した[6]．

次にわれわれは，AKIT培地に適した継代方法の検討を行った．開発したAKIT培地には細胞を保護する成分（アルブミン等）が含まれていないため，培養した細胞は非常にデリケートであり，通常の継代方法では継代効率は実施者の経験への依存性が高かった．また，ヒト多能性幹細胞で継代効率を向上するためによく使用されるROCK阻害剤をAKIT培地に添加すると，濃度依存的に分化を誘導してしまうことも継代を難し

クローズアップ実験法

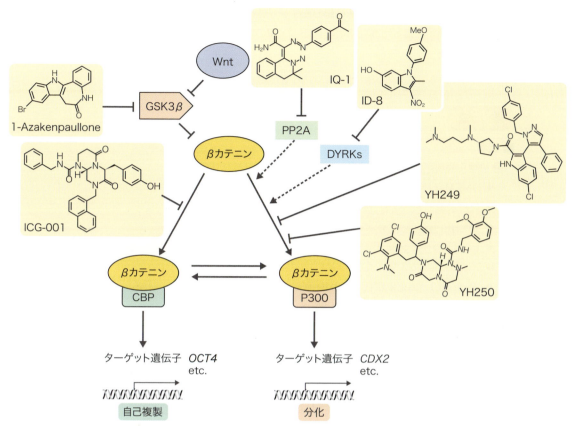

図2　ヒトES/iPS細胞における古典的Wntシグナル機構と化合物の作用機序モデル

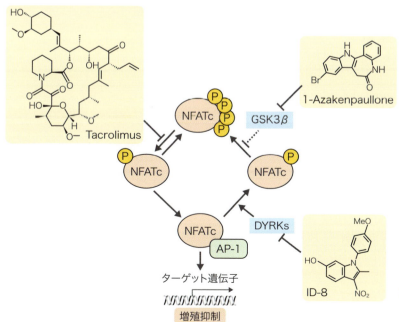

図3　ヒトES/iPS細胞におけるNFATシグナル機構と化合物の作用機序モデル

くしていた．そこで，さまざまな継代方法を検討したところ，高張クエン酸溶液[9]によって高効率の継代が可能であることがわかった．この継代方法とAKIT培地の組合せることにより，新規の安価でシンプルな培養システムを開発できた．

準　備

1 試薬

❶ 培地作製用試薬
- DMEM/F-12 with Traceelements（シグマ アルドリッチ社：D0547）
- 炭酸水素ナトリウム（ナカライテスク社：09655-25）
- 1M HEPES（シグマ アルドリッチ社：H3537-100ML）
- L-アスコルビン酸リン酸マグネシウム（富士フイルム和光純薬社：013-19641）
- NaCl水溶液（3Mや5Mなど）
- 35% HCl（純正化学社：20010-0330）
- NaOH（ナカライテスク社：06338-75）
- Insulin human（富士フイルム和光純薬社：094-06484）
- Holo-Transferrin human（富士フイルム和光純薬社：204-18971）
- Penicillin and Streptomycin（サーモフィッシャーサイエンティフィック社：15140122）
- 1-Azakenpaullone（シグマ アルドリッチ社：A3734）
- ID-8（シグマ アルドリッチ社：I1786）
- FK-506（ケイマン ケミカル社：10007965）
- DMSO（シグマ アルドリッチ社：D2650）

❷ 継代用試薬
- クエン酸三ナトリウム二水和物
- 塩化カリウム
- PBS tablet（Ca-Mg free）（タカラバイオ社：T900）
- Y27632（ナカライテスク社：08945-71）

❸ 細胞外基質
- iMatrix-511（Laminin-E8，ニッピ社）

2 培養に必要な器具類
- 培養ディッシュあるいはプレート，ピペット，遠沈管，滅菌用フィルターなど

3 機器類
- 遠心機，位相差顕微鏡，CO_2インキュベーター，クリーンベンチ，pHメーター，Osmメーター（浸透圧計）など

4 細胞
- ヒトiPS細胞，ヒトES細胞

プロトコール

1 AKIT 培地の作製

以下になるように各試薬を混合する．

試薬	終濃度
DMEM/F-12	1×
NaHCO$_3$（6%）	0.144%
HEPES（1 M）	15 mM
Ascorbic Acid（64 mg/mL）	64 μg/mL
NaCl（3 M）	9 mM
Insulin（10 mg/mL）	20 μg/mL
Transferrin（10 mg/mL）	10 μg/mL
Penicillin-Streptomycin（100×）	0.1×
1-Azakenpaullone	750 nM
ID-8	500 nM
Tacrolimus（FK506）	5 pM から 500 pM[※1]

超純水で調製する．

> ※1　Tacrolimus（FK506）の終濃度は細胞株によって異なる．濃度依存的に増殖効率の向上と，分化傾向の増大がみられるため，両者のバランスで決定する．

前述の試薬を混合後，浸透圧が 320 mOsm であることを確認する．また，pH が室温大気中で pH 7.4 程度，37℃ 5% CO$_2$ 下で pH 7.2 を確認する．調製が必要な場合は NaCl，NaOH，HCl もしくは NaHCO$_3$ で浸透圧と pH を調製する．

濾過滅菌し，4℃で遮光して保管する．調製後 2 週間は問題なく使用できる．

2 継代溶液の作製（高張クエン酸ナトリウム溶液）

0.2941 g のクエン酸 3Na$_2$ 水和物と 22.975 g の塩化カリウムを蒸留水で溶解し，1 L に調製後，濾過滅菌する．（室温保存可）

3 ディッシュ・プレートのコーティング

細胞培養ディッシュまたはプレートに PBS を 100 μL/cm^2 程度加え，そこに iMatrix-511 を 0.5 μg/cm^2 になるように添加し，よく混ぜた後 37℃で 1 時間以上コートする．コート後は，培養用培地に溶液を置換する．

4 培養方法（以下の方法は 60 mm ディシュの場合の液量を示している）

他の培養方法で培養しているヒト ES 細胞あるいはヒト iPS 細胞を，iMatrix-511 をコートしたディシュに継代する．細胞が接着し，安定に増殖しはじめたら培地を AKIT 培地に交換する．毎日培地交換を行う[※2〜4]．

> ※2　フィーダー上で培養している場合は，沈降速度の違い等を利用してフィーダー細胞を取り除いておく．
> ※3　細胞株や，前培養条件によっては，AKIT 培地に順応するまで，数継代を要する．フィーダー上やフィーダー細胞の培養上清（conditioned medium）を用いることで比較的容易に順化・移行可能である．Essential 8 や StemFit 培地からの移行では，順化するまでに時間がかかることが多い．
> ※4　順化するまでは，増殖が遅かったり，分化傾向が強くみられたりする場合がある．このような場合には，高密度培養で分化細胞をとり除きながら，比較的短期間での継代をくり返すことで順化までの時間を短縮できるようである．

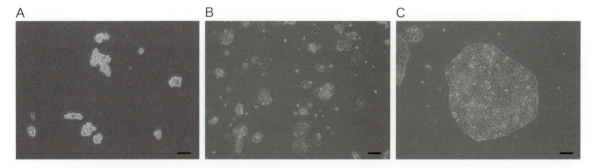

図4 AKIT培地で培養したヒトiPS細胞（253G1）
A）典型的な播種直後の形態．形はさまざまだが，数細胞から数十細胞の細胞塊が播種されていることを確認する．B）継代後1日目の形態．細胞塊が接着し，小さなコロニーが形成されていることを確認する．C）継代後4日目の形態．継代に適した大きさの直径500 μmを超えるコロニーが形成されていることを確認する．スケールバー＝50 μm（A，B），100 μm（C）．

5 継代方法（以下の方法は60 mmディッシュの場合の液量を示している）

① 回収する遠沈管にAKIT培地あるいはDMEM/F-12基礎培地を3 mL程加えておく．

② 培地をとり除き，2 mL PBSで2回洗浄する．

③ 継代溶液（高張クエン酸ナトリウム溶液）を2 mL（1 mL/10 cm²）を加え，37℃，5〜10分間程度おく[※5]．

> ※5 細胞株や細胞密度，コロニーの大きさによって処理時間は異なる．

④ 継代溶液内でマイクロピペットを用いてコロニーを剥がし，その溶液をあらかじめ培地を入れておいた①の遠沈管に静かに加え回収する[※6,7]．

> ※6 無理に剥離すると継代時のダメージが大きくなるので無理に剥がさないこと．
> ※7 なるべく大きな細胞塊になるようにすること．

⑤ 回収後のディッシュにPBSまたは継代溶液を適量加え残っている細胞をマイクロピペットを用い回収する．これをくり返しできるだけ細胞を回収する[※6,7]．

⑥ 一部をとり分け，細胞数を計測する．

⑦ 100×g，1分間，室温で遠心する．

⑧ 上清を捨てる．

⑨ 細胞塊を崩しすぎないように2 mLピペット等を使用し，AKIT培地で緩やかにペレットを懸濁し，細胞塊を再浮遊させる．

⑩ iMatrix-511でコート済のプレートに播種する[※8,9]．

> ※8 順化段階では，2〜5×10⁵細胞/60 mmディッシュ程度，順化後は，0.5〜1×10⁵細胞/60 mmディッシュで播種する．
> ※9 細胞塊の大きさを確認し（図4A），細かくなりすぎていた場合には，ROCK阻害剤（Y27632）を2 μMになるように添加する（10 μMでは分化傾向が高くなる）．

⑪ 翌日以降，毎日培地交換を行う（図4B，C）[※10,11]．

> ※10 本培養条件では培地交換時にディッシュが乾燥しやすいため，培地交換はすばやく行う．
> ※11 高密度培養を行うため，継代の間隔は週2回程度がよいようである．

実施例

開発したAKIT培養システムは，用いたすべての細胞株（ES細胞株5株とiPS細胞株3株）を長期に拡大培養可能であった．これらの細胞では，未分化性維持や分化能も保たれており，ゲノムの安定性も他の培養システムと優劣ないことを確認できた．また，既存のiPS細胞作製法や分化誘導法への使用にも問題がなく使用できることも確認できた．詳しくは文献6を参照．

文献

1）Amit M, et al：Dev Biol, 227：271-278, 2000
2）Ludwig TE, et al：Nat Biotechnol, 24：185-187, 2006
3）Chen G, et al：Nat Methods, 8：424-429, 2011
4）Nakagawa M, et al：Sci Rep, 4：3594, 2014
5）Ohnuma K, et al：Sci Rep, 4：4646, 2014
6）Yasuda S, et al：Nat Biomed Eng, 2：173-182, 2018
7）Hasegawa K, et al：Stem Cells Transl Med, 1：18-28, 2012
8）Higuchi Y, et al：Curr Mol Pharmacol, 9：272-279, 2016
9）Nie Y, et al：PLoS One, 9：e88012, 2014

 ## おわりに

われわれが開発した培地にはまだ2種類のタンパク質（インスリンとトランスフェリン）が含まれているため，これらを化合物で置換するためにさらなる自己複製機構の解明をめざしている．また，自己複製機構の知見を積み重ねることで，各種幹細胞での自己複製機構の解明や，自己複製の破綻によって開始される分化機構の解明にもつながることを期待している．

● **筆頭著者プロフィール** ●

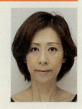

吉田則子：北海道大学大学院医学研究科細胞薬理学分野，同研究科神経薬理学分野の技術員を経て，現在は京都大学高等研究院物質―細胞統合システム拠点で研究員として勤務．E-mail：hasegawa-g@icems.kyoto-u.ac.jp（長谷川グループ）

次回は 生体深部からのシグナルを高感度に検出可能なシステム（AkaBLI）（仮）

● Connecting the Dots ●

長谷川先生をはじめ，当研究室の歴代メンバーの継続的な研究によって，成長因子を含まない培地のプロトタイプはできていたものの，継続的な継代が難しくさらなる研究は難航していた．そこで私は，さまざまな継代溶液・方法を検討し，より安定して高い生存率で継代できる方法を見つけた．これによってヒト多能性幹細胞の応用が広く加速していくことを期待している．

（吉田則子）

最終回

創薬に懸ける
日本発シーズ、咲くや？咲かざるや？

企画／松島綱治（東京大学大学院医学系研究科）

第14話 バイオ医薬品を巡る特許係争事件とその影響

日本大学法学部　加藤　浩

はじめに

　創薬研究には，特許の取得と活用が重要な役割を担っている．特許を的確に取得し，有効に活用することにより，研究活動を発展させるとともに，医薬品の実用化を実現させることができる．特に，バイオテクノロジーを利用したバイオ医薬品については，特許の重要性がきわめて高く，これまでに開発された多くのバイオ医薬品は，特許の取得をめぐって熾烈な特許競争が展開され，しばしば特許係争事件が勃発してきた．

　本稿では，バイオテクノロジー分野における特許出願の経緯と現状について説明したうえで，バイオテクノロジー分野における特許制度の変遷を整理し，特許係争事件が特許制度に与えた影響について解説する．

バイオテクノロジー分野の特許出願の経緯と現状

　バイオテクノロジー分野は，一つの発明について複数の国に特許出願される傾向が高く，特許出願のグローバル化が進んでいる．

　バイオテクノロジー分野の特許出願を国際的に分析すると，従来は，米国，欧州，日本における出願件数が世界全体の上位を占めていたが，2010年以降，中国における出願件数が世界のトップに位置している（図）．しかも，中国では，特許出願はさらに増加する傾向に

あり，中国国内の研究開発動向にも関心が高まっている．今後は，日米欧の特許出願だけでなく，中国の特許出願にも注意が必要である．

バイオテクノロジー分野の特許制度の現状と課題

❶ 日本における特許審査

　特許審査は，特許庁が策定する「特許・実用新案 審査基準[1]」及び「特許・実用新案 審査ハンドブック[2]」に基づいて行われている．バイオテクノロジー分野においては，「特許・実用新案 審査ハンドブック」に収録されている「生物関連発明の審査基準」及び「医薬発明の審査基準」に基づいて特許審査が行われている．例えば，医薬発明については，特許請求の範囲において，次のように記載できることが規定されている．

●特許請求の範囲

例1：有効成分Aを含有することを特徴とする疾病Z治療剤．

例2：有効成分Bを含有することを特徴とする疾病Y治療用組成物．

例3：有効成分Cと有効成分Dとを組合わせたことを特徴とする疾病W治療薬．

例4：有効成分Eを含有する注射剤，及び，有効成分Fを含有する経口剤とからなる疾病V治療用キット．

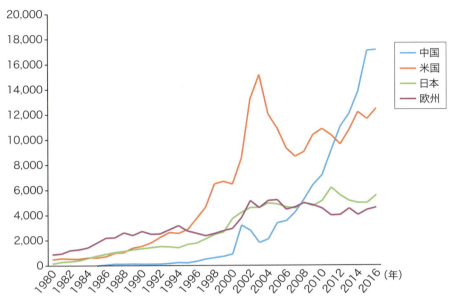

図 バイオテクノロジー分野の特許出願件数（日米欧中）
（WIPO「WIPO Statistics」に基づいて作成）

❷ 特許審査の国際比較

　バイオテクノロジー分野では，日本，米国，欧州において，ほぼ同じような特許審査が行われている．日米欧の特許庁の間で，1990年頃から特許審査の比較研究などの情報交換が積極的に行われてきたことが背景にある．

　しかしながら，現時点においても，特許審査がすべて一致しているわけではなく，異なる運用がなされている領域がある．例えば，医療行為や用途発明に関する特許審査の考え方は，日米欧で異なっている（**表**）．また，日本と欧州では，天然に存在する遺伝子を単離した場合にも特許が付与されるが，米国では，最高裁判決[3]に基づいて，天然に存在する遺伝子は発明に該当しないとして特許が付与されない．

　このような日米欧における特許審査の違いは，グローバルな研究活動を阻害する可能性があり，現在，特許審査の国際調和に向けた議論が国際的に進められている．

表　日米欧における特許審査の比較

	方法		物	
	医療行為	医薬の製造方法	物質	用途
日本	×	○	○	○
米国	○	○	○	×
欧州	×	○	○	○

○：特許が付与される．×：特許が付与されない．

バイオテクノロジー分野における特許制度の変遷

❶ 物質特許の始まり

　特許法は，日本では1885年に施行されたが，1975年まで医薬品は特許の保護対象から外されていた．日本の医薬品分野の技術レベルが欧米に対して大きく遅れていたため，日本の医薬品業界を保護するという産業政策上の理由が背景にあったといわれている．

　しかしながら，日本において医薬品研究が推進され，医薬品分野の技術レベルが高まるなか，1976年より日本でも医薬品の特許を認めることになった．同時に，医薬品に関連の深い化学物質や飲食物についても特許

を認めることになった．特に，化学物質に関する物質特許は，さまざまな技術に適用される基本特許として重要であり，その後の日本の技術革新に影響を与えることとなった．

❷ 生物特許の始まり

医薬品開発には，微生物や動植物などの「生物」に関する研究も深く関連しているが，1976年に物質特許が導入された時点では，生物の特許は，日本はもちろん，欧米でもまだ認められていない状況であった．これは，生命倫理などの問題が背景にあったといわれている．

しかしながら，バイオテクノロジーが急成長をはじめるなか，米国では，1980年の最高裁判決[4]により，世界で初めて生物特許が認められた．この判決は，諸外国にも影響を与えることとなり，日本においても生物に特許を認める運用が始まった．こうして，バイオテクノロジー分野の特許出願が積極的に行われるようになった．

❸ バイオテクノロジー分野の審査基準の策定

1990年代に入ると，遺伝子情報に基づいて医薬品を開発するゲノム創薬の特許出願が目立つようになった．このような状況のもと，バイオテクノロジーの特許審査に関する審査基準として，1997年に「生物関連発明の審査基準」が策定された．この審査基準には，遺伝子やタンパク質について，新規性，進歩性などの考え方が具体的に説明されるとともに，特許請求の範囲を従来よりも広く認める運用が示されており，当時としては画期的なものであった．これには研究開発へのインセンティブを高める効果があったものと考えられる．

2005年には，「医薬発明の審査基準」が策定され，現在では，これらの2つの審査基準に基づいて，バイオ医薬品の特許審査が行われている．

バイオテクノロジー分野の特許係争事件が特許制度に与えた影響

❶ TPA事件（Genentech社 vs. 東洋紡）

1990年代はじめに発生したTPA事件（Genentech vs. 東洋紡）は，バイオ医薬品について，日本で最初の特許侵害訴訟であった．TPA（tissue plasminogen activator：ヒト組織プラスミノーゲン活性化因子）は，Genentech社が遺伝子組換えによる製品化にはじめて成功し，米国と日本でTPAの物質特許を取得した．この特許は，TPAの部分アミノ酸配列により特定されたクレーム（特許で保護される発明の請求項）により権利化されていた．

これに対して，東洋紡は，TPAを含む血栓溶解剤の販売を開始したため，Genentech社は東洋紡に対して特許侵害訴訟を提起した．東洋紡のTPAは，Genentech社の特許クレームに記載されたアミノ酸配列と同じ配列を有していたことから，大阪地裁[5]は権利侵害であると判断し，その後，大阪高裁も地裁の判断を支持したことにより，1993年に東洋紡の敗訴が確定した．

当時，特許庁は，一つのタンパク質について，一つのアミノ酸配列に限定して特許を付与する審査を行っていた．この事件では，アミノ酸配列が権利範囲の判断として重視されたことから，アミノ酸配列をクレームに記載することの重要性を示す判決となった．

❷ TPA事件（Genentech社 vs. 住友製薬）

東洋紡のTPA事件と同じ頃，住友製薬も，TPAを含む血栓溶解剤の販売を開始したため，Genentech社は住友製薬に対しても特許侵害訴訟を提起した．

住友製薬のTPAは，Genentech社の特許クレームに記載されたアミノ酸配列と比べると，アミノ酸の一つが別のアミノ酸に置換されていた．そのため，1994年の大阪地裁の判決[6]において，住友製薬は非侵害であるとの判断が示された．すなわち，クレームを文言通りに解釈した結果，アミノ酸が一つ異なるため，特許侵害に当たらないと判断された．

しかしながら，大阪高裁では，大阪地裁の判決が棄却され，住友製薬はGenentech社の特許を侵害するとの判決が示された．大阪高裁の判決[7]では，Genentech社の特許クレームが文言よりも広く解釈されたことにより，Genentech社の特許は住友製薬のTPAを含むと判断されている．この判決は，クレームの文言までを権利範囲として定める従来の考え方に整合しないものであり，特許庁を含む多くの実務家に衝撃を与えることとなった．

この判決により，特許庁は，アミノ酸配列について，広いクレームを認める運用に変更した．すなわち，一つのタンパク質について，一つのアミノ酸配列に限定せず，1または複数個のアミノ酸が置換されたものを含む広いクレームを認めることとし，次のような事例が審査基準に規定された．

- 特許請求の範囲の記載要件
例1：以下の(i)又は(ii)のタンパク質をコードするポリヌクレオチド．
  (i) Met-Asp-…Lys-Gluのアミノ酸配列からなるタンパク質
  (ii) (i)のアミノ酸配列において1又は複数個のアミノ酸が欠失，置換若しくは付加されたアミノ酸配列からなり，かつA酵素活性を有するタンパク質

❸ EPO事件（Kirin-Amgen社 vs. 中外製薬／Genetech Institute社）

Amgen社は，1983年にEPO（erythropoietin：エリスロポエチン）の遺伝子のクローニングに成功し，遺伝子組換えEPOの製造方法について米国に特許出願し，1987年に米国で特許を取得した．これに対して，Genetech Institute社（GI社）は，天然から単離した天然型のEPOについて米国に特許出願し，1987年に米国で特許を取得した．

その後，両者は，特許の有効性と特許侵害を争って特許訴訟を提起した．その結果，ボストン連邦地裁の判決[8]において，両者の特許は有効であり，互いに特許を侵害しているという判断が示された．当事者にとっては勝敗が明白ではない判決であり，バイオテクノロジー分野における特許の権利関係の複雑さを示す判決となった．なお，この事件は，さらに提訴され，連邦高裁の判決[9]において，Amgen社が勝訴している．

この事件によって，天然型のタンパク質と遺伝子組換えにより製造されたタンパク質における特許の権利関係について，議論が高まることとなった．このような背景のもと，日本の審査基準において，次のような規定が置かれている．

- 新規性（タンパク質）
製造方法により特定して記載された組換えタンパク質の発明が，単離や精製された単一物質として公知のタンパク質と物質として区別ができない場合，当該組換えタンパク質の発明は新規性を有しない．
しかし，製造方法により特定して記載された組換えタンパク質の発明において，異なる微生物や動植物を用いたことにより，公知のタンパク質と糖鎖等に差異を有する組換えタンパク質が得られた場合には，当該公知のタンパク質とアミノ酸配列においては区別できなくても，当該組換えタンパク質の発明は新規性を有する．

❹ ヒトゲノム事件（NIH）

ヒトゲノム解析によるDNA断片は，1991年に米国国立衛生研究所（NIH）によってはじめて特許出願された．しかしながら，特許出願されたDNA断片は，機能が解明されていないものであり，このようなDNA断片に特許を付与することは，その後の研究開発を阻害することになるとして，多くの研究者から批判を受けた．その結果，NIHは特許出願を取り下げることとなった．

これに対して，米国インサイト社がDNA断片の特許出願を行ったところ，米国で特許を取得することができた．インサイト社のDNA断片は，EST（expressed sequence tag）とよばれ，体内で実際に発現している遺伝子であり，病気の診断などに有用であるとして，DNA断片の有用性が認められた．この点は，NIHのDNA断片との違いであり，機能が明確でなくても有用性が認められれば，DNA断片の特許が認められることが示された．

その後，DNA断片の特許性について，日米欧の特許庁において比較研究が行われ，1999年6月に「機能や有用性の示唆のないDNA断片は，特許を受けることができる発明でないこと」が日米欧の特許庁で確認された．これに対応して，日本では，次のような規定が審査基準に置かれている．

- 産業上の利用可能性
生物学的材料に関する発明において，それらの有用性が明細書，特許請求の範囲または図面に記載されておらず，かつ何らそれらの有用性が類推できないものは，業として利用できない発明である．したがって，「産業上利用することができる発明」に該当しない．

❺ Myriad事件（Association for Molecular Pathology vs. USPTO）

2013年6月13日，国連邦最高裁において，遺伝子特許を否定する判決[3]が示された．この事件では，米国の製薬企業であるMyriad Genetics社（Myriad社）の保有する，乳がんと卵巣がんの発症に関する遺伝子（BRCA1及びBRCA2）の発明該当性が争点になった．この判決では，これらの遺伝子自体は，Myriad社が発見する前から存在する自然の産物であり，同社が創造したものではないことなどから，発明該当性を満たさ

ないことが示された．これまで特許を重視してきた米国が，このような方向転換を示したことは，多くの専門家に衝撃を与えたようである．なお，この判決では，合成DNAは，自然の産物ではなく人工物であり，発明該当性を満たすとされている．

米国では，この判決に基づいて，天然に存在する遺伝子は発明に該当しないために特許を付与しないことが，審査ガイドライン[10]に示された．これに対して，日本と欧州では，天然に存在する遺伝子を単離した場合にも特許が付与される．例えば，日本では，審査基準において，次のように規定されている．

> ● 発明該当性
> 「発明」は，創作されたものでなければならないから，発明者が目的を意識して創作していない天然物（例：鉱石），自然現象等の単なる発見は，「発明」に該当しない．
> しかし，天然物から人為的に単離した化学物質，微生物等は，創作されたものであり，「発明」に該当する．

今後の方向性

バイオテクノロジー分野では，今日まで，熾烈な特許競争が展開され，それに伴って特許係争事件が勃発してきた．今後とも，特許競争が展開されるなか，新たな係争事件に備えて，特許の取得と活用を行うことが必要である．

なお，特許制度は，特許係争事件などの社会情勢に対応して，何度も改正されてきた経緯がある．今後とも，特許制度の改正情報に注意することが重要である．最近では，2015年11月のアバスチン最高裁事件の判決[11]に基づいて，2016年4月より特許権の存続期間の延長に関する審査基準が改正されたところである．

今後とも，特許制度の活用によって，日本のバイオテクノロジーがますます発展し，画期的なバイオ医薬品が日本から誕生することに期待したい．

文献

1) 特許庁「特許・実用新案 審査基準」（平成30年6月改訂）
2) 特許庁「特許・実用新案 審査ハンドブック」（平成30年6月改訂）
3) Association for Molecular Pathology v. United States Patent & Trademark Office, 689 F. 3d 1303（Fed. Cir. 2012）
4) Diamond v. Chakrabarty 447 U.S. 303（1980）
5) 大阪地裁平成3年10月22日判決（昭和63年（ヨ）548号）「TPA事件（東洋紡）」
6) 大阪地裁平成6年10月27日判決（平成元年（ワ）第7961号）「TPA事件（住友製薬）」
7) 大阪高裁平成8年3月29日判決（平成6年（ネ）3292号）「TPA事件（住友製薬）」
8) Amgen, Inc. v. Genetics Institute, Inc., 877 F. Supp. 45（D. Mass. 1995）
9) Amgen, Inc. v. Genetics Institute, Inc., No. 95-1247.（CAFC. October 25, 1996）
10) 米国特許商標庁「米国特許法101条ガイドライン」（2014年12月16日）
11) 最高裁平成27年11月17日判決（平成26年（行ヒ）356号）「アバスチン事件」

profile

加藤 浩：1988年3月，東京大学薬学部卒業．'90年3月，東京大学大学院薬学系研究科（修士課程）修了．'90年4月，経済産業省（特許庁）に入庁し，2009年3月まで勤務した．特許庁では，生命工学や医薬に関する特許審査を担当し，化学分野の審判官を担当した．1997年～'98年，ハーバード大学（留学）．2005年～'07年，政策研究大学院大学（助教授）．'07年3月，慶応義塾大学法学部卒業．'08年3月，東北大学工学研究科（博士後期課程）修了．'09年4月より，日本大学法学部・大学院法学研究科教授，現在に至る．'09年6月，弁理士登録．

最終回を迎えて―企画者より

昨年（2017年）の9月から「創薬に懸ける〜日本発シーズ，咲くや？咲かざるや？」というタイトルで連載してきた本連載も今月をもって最終回を迎えた．日本からも世界に冠たる創薬が数多く生まれていることを再認識でき，また知財の重要性も知り得た．しかし，その成功の裏には今まで語られることがなかった研究者たちが遭遇した数々の困難，そしてそれらを乗り越えることを可能にした spirit, ambition と serendipity が存在したことを学んだ．本企画が，今後の生命医科学・創薬研究をめざす若い研究者を啓発し，少しでもその糧になり得たなら企画者として本望である．さまざまな制限，わだかまりがあるなかでご執筆いただいた諸氏に心からお礼を申し上げる．

企画／松島綱治

既刊掲載一覧　創薬に懸ける〜日本発シーズ，咲くや？咲かざるや？

第1話（2017年9月号）
抗CCR4抗体モガムリズマブ誕生物語　▶松島綱治

第2話（10月号）
トシリズマブ誕生物語―日本発（初）の抗体医薬　▶大杉義征

第3話（11月号）
複数の困難を乗り越えたFTY720の創薬物語　▶千葉健治

第4話（12月号）
血球産生を促進する造血因子の発見と特許競争　▶宮崎 洋

第5話（2018年1月号）
『抗RANKL抗体』はどのようにして創薬されたか
▶須田立雄，髙橋直之，津田英資，福田千恵，刑部泰輔

第6話（2月号）
革新的な血液凝固調節バイオ医薬品
トロンボモジュリン製剤　▶青木喜和

第7話（3月号）
日本発HDAC阻害剤の発見ストーリー　▶上田博嗣

第8話（4月号）
幸運から生まれたクラリスロマイシンの創薬物語
▶森本繁夫

第9話（5月号）
グローバル・バイオ医薬品レノグラスチムの開発
▶浅野茂隆

第10話（6月号）
ユニークな創薬戦略により見出された
MEK阻害剤トラメチニブ　▶酒井敏行，山口尚之

第11話（7月号）
難治性そう痒症治療薬ナルフラフィンの創薬物語
▶内海 潤

第12話（8月号）
アビガン創薬物語　▶白木公康

第13話（9月号）
新規がん免疫治療薬
抗PD-1抗体ニボルマブの研究開発　▶柴山史朗

第14話（11月号）
バイオ医薬品を巡る特許係争事件とその影響　▶加藤 浩

ご愛読ありがとうございました

各研究分野を完全網羅した最新レビュー集

実験医学増刊号

年8冊発行［B5判］
定価（本体5,400円＋税）

Vol.36 No.15（2018年9月発行）

動き始めた がんゲノム医療 新刊!!

深化と普及のための基礎研究課題

監修／中釜　斉　編集／油谷浩幸，石川俊平，竹内賢吾，間野博行

〈概論〉がんゲノム医療の可能性を切り拓く
基礎研究の深化への期待　　　　　　中釜　斉

1章　ゲノム医療の体制：現状と課題

〈1〉がんクリニカルシークエンスのプラットフォーム開発
　　　　　　　　　　　　　　　　　間野博行
〈2〉形態病理学と分子病理学の統合　竹内賢吾
〈3〉遺伝子パネル検査
　　―意義付けの標準化やデータ利活用に向けて　河野隆志
〈4〉がんゲノム医療用知識データベース
　　　　　　　鎌田真由美，中津井雅彦，奥野恭史
〈5〉知識統合に向けた意義不明変異の解釈　高阪真路
〈6〉変異原・変異シグネチャーの理解からゲノム予防へ
　　　　　　　　　　　　　　　　　柴田龍弘
〈7〉ゲノム医療の経済評価における研究動向と課題
　　　　　　　　　　　　齋藤英子，片野田耕太

2章　actionableパスウェイ

〈1〉チロシンキナーゼの基礎研究がもたらした
　　分子標的治療の現状と課題　　　矢野聖二
〈2〉ゲノム異常がもたらすTGF-βシグナルの二面性と
　　治療標的としての有用性　西田　純，江幡正悟，宮園浩平
〈3〉発がん性チロシンホスファターゼSHP2　畠山昌則
〈4〉RAS/MAPK系に対する治療開発と課題　衣斐寛倫
〈5〉がんにおけるPI3K/Akt/mTOR経路の異常と
　　それを標的とした治療法の開発　　旦　慎吾
〈6〉PARP阻害剤：がん治療における新しい合成致死
　　アプローチ　　　　　　　　　　三木義男
〈7〉がんにおけるエピジェネティクス異常　勝本拓夫，北林一生
〈8〉ユビキチン・プロテアソーム系（UPS）とがん治療戦略
　　　　　　　　　　　　弓本佳苗，中山敬一
〈9〉がん代謝　　　　　　　　　　　曽我朋義
〈10〉がんゲノムからみた免疫チェックポイント異常
　　　　　　　　　　　　斎藤優樹，片岡圭亮
〈11〉CAR-T細胞療法開発の現況と将来展望
　　　　　　　　　　　　　森　純一，玉田耕治
〈12〉上皮間葉移行とがん幹細胞のシグナルパスウェイ
　　　　　　　　　　　　西尾和人，坂井和子

3章　倫理・遺伝カウンセリング

〈1〉遺伝性腫瘍の遺伝カウンセリング　大瀬戸久美子
〈2〉人を対象とする医学研究のインフォームド・コンセント
　　―医学・生命科学の基礎研究で必要な手続きを中心に
　　　　　　　　　　　　永井亜貴子，武藤香織
〈3〉人材育成　　　　　　　　　　　吉田輝彦
〈4〉がんゲノム医療におけるプライバシー保護
　　　　　　　　　　　　森田瑞樹，荻島創一

4章　技術革新・創薬開発

〈1〉FFPE検体を用いた遺伝子パネル検査の限界と
　　今後の方向性　西原広史，柳田絵美衣，松岡亮介
〈2〉ゲノム医療とクラウドの利用
　　　　白石友一，岡田　愛，落合　展，千葉健一
〈3〉ゲノム医療におけるエピゲノム解析　油谷浩幸
〈4〉ゲノム医療における一細胞解析
　　　　　　　鹿島幸恵，鈴木絢子，関　真秀，鈴木　穣
〈5〉腫瘍環境の網羅的免疫ゲノム解析　加藤洋人，石川俊平
〈6〉がんゲノム解析での長鎖シークエンサー活用法　森下真一
〈7〉臨床医から見たcfDNAの今とこれから
　　　　　　　　　　　　清水　大，三森功士
〈8〉ゲノム医療のバイオインフォマティクス・パイプライン
　　　　　　　　　　　　　　　　　加藤　護
〈9〉ゲノム医療におけるビッグデータサイエンス　宮野　悟
〈10〉ゲノム医療における深層学習　河村大輔，石川俊平
〈11〉ゲノム医療におけるin vivoイメージング，
　　分子イメージング　　　　柳下薫寛，濱田哲暢
〈12〉リアルワールドとin vitroをつなぐモデル系①
　　ゲノム医療の時代の患者由来がんモデル　近藤　格
〈13〉リアルワールドとin vitroをつなぐモデル系②
　　患者由来がんオルガノイドによる
　　表現型駆動のがんゲノム研究　利光孝太，佐藤俊朗
〈14〉リアルワールドとin vitroをつなぐモデル系③
　　臨床応用を目的としたヒトがんを再現するマウスモデル
　　　　　　　　　　　　　　　　　大島正伸
〈15〉治療薬開発のためのがん遺伝子スクリーニング
　　プログラム　　　　　　　　　　土原一哉
〈16〉がんゲノムにおける国際連携体制の構築　中川英刀

発行　羊土社 YODOSHA
〒101-0052　東京都千代田区神田小川町2-5-1　TEL 03（5282）1211　FAX 03（5282）1212
E-mail：eigyo@yodosha.co.jp
URL：www.yodosha.co.jp/

ご注文は最寄りの書店，または小社営業部まで

高まる！あなたのチームの創造性
研究室のナレッジマネジメント

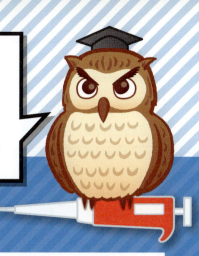

著／梅本勝博　北陸先端科学技術大学院大学名誉教授．1975年，九州大学経済学部卒業．'97年ジョージ・ワシントン大学より博士号取得．一橋大学助手，北陸先端科学技術大学知識科学研究科教授などを歴任．専門は，医療，福祉，教育，行政などにおけるナレッジマネジメント．主な著作：『医療・福祉のナレッジ・マネジメント』（共著，日総研出版），『知識創造企業』（翻訳，東洋経済新報社）．

第2回　ナレッジマネジメントとは何か（その1）

1. はじめに

　第1回でナレッジマネジメントを簡潔に定義しておきましたが，連載の冒頭ということで，長い説明はできませんでした．しかし，この新興学問もすでに30年を超える歴史のなかで進化しており，理論的にも実践的にも複雑かつ多面的になってきています．今回から「ナレッジマネジメントとは何か」という問いに，複数の定義で答えることで，ナレッジマネジメントを多面的に論じます．その前に，前回お約束したナレッジマネジメントの起源とナレッジ（知識）について説明しましょう．

2. ナレッジマネジメントの起源

　ナレッジマネジメントの起源は日本です．野中郁次郎一橋大学名誉教授は，1985年に上梓した『企業進化論 情報創造のマネジメント』（日本経済新聞社）で，企業は環境に適応するだけでなく，情報を創造して環境（特に市場と技術）を変えるのだ，と論じました．しかしその後，創造されるのは情報だけではない，知識の創造がもっと重要なのではないかと考えて，1990年に『知識創造の経営』（日本経済新聞社）を上梓します．そして翌年には経営の分野で最も権威ある *Harvard Business Review*（HBR）に，論文 "The Knowledge-Creating Company"[注1]を発表して，（当時の）日本企業の強さの源泉が組織的知識創造にあることを論じ，世界中のビジネスの研究者と実務者に大きなインパクトを与えました．また1994年には，より本格的な論文 "A Dynamic Theory of Organizational Knowledge Creation" を *Organization Science* に発表しています[注2]．

　さらに1995年，HBR論文と同じタイトルの本 *The Knowledge-Creating Company* で組織的知識創造理論を日本から世界

注1　この英語論文の翻訳「ナレッジ・クリエイティング・カンパニー」は，1999年に「名著論文」として，『DIAMOND ハーバード・ビジネス・レビュー』（9月号，pp.90-103，ダイヤモンド社）に掲載されています．ダイヤモンド社のサイト（https://www.bookpark.ne.jp/diamond/）から抜き刷りを購入することもできます．左側コラムの「必読」欄の野中郁次郎をクリックすると出てきます．14ページで税込み864円ですから少々お高いですが，HBRは実務者の読者も多いので，読みやすくておもしろい論文であることはまちがいありません．ぜひお読みください．

注2　この論文は，Google Scholarで検索して，読むことができます．

に発信し，翌年のアメリカ出版社協会のBest Book of the Year賞（ビジネス経営部門）を受賞しました．ナレッジマネジメントは，この本をきっかけに始まったというのが定説になっています．じつは，The Knowledge-Creating Companyにはknowledge managementという用語は一度も使われていません．1986年と1990年にその用語を使った文献が2つ発表されましたが[注3]，それらは学会発表論文あるいはスウェーデン語の本だったからか，当時はほとんど注目されなかったようです．Knowledge managementという言葉を使った先行研究がありながら，野中教授が「ナレッジマネジメントの父」とよばれるようになった理由は，当時，企業経営の研究者と実務者にほとんど知られていなかった「暗黙知（tacit knowledge）」[注4]という魅力的なコンセプトをビジネス分野にもち込んだ功績と，単なるコンセプト・レベルのアイデア提示ではなく，組織はいかに知識を創造するのか，についての画期的な理論的枠組みを英語の本で詳しく提示したことにあります．

社会運動としてのナレッジマネジメントは，この本が巻き起こしたビジネス分野での知識への関心の高まりをうまく利用して，大手のコンサルティング企業が蓄積してきた知識の共有・活用[注5]のノウハウやシステムをパッケージ化し，クライアントである大企業に「ナレッジマネジメント」として売り出したのが始まりです．これに，IT企業が情報を共有するためのグループウェアなどの既存ソフトをナレッジマネジメント・ツールとして売り込もうと，大挙して後に続きました．そして，knowledge managementという言葉が日本に逆輸入され，最初は「知識管理」と訳されていました．しかし，「管理」は「品質管理（quality control）」のcontrolの語感があり，組織的知識創造理論の知識創造の要件（enabling condition）の一つで知識創造者に必須の自律性（autonomy）に反するので，野中教授が「知識経営」[注6]という言葉を造語し，今ではこちらが使われています．

注3　Karl-Erik Sveiby：Knowledge Management-Lessons from the Pioneers, 2001を参照．これもインターネットで読めます．

注4　この概念は，医学と化学の博士号をブダペスト大学から取得し，物理化学の研究でノーベル賞に近いと言われていたユダヤ系ハンガリー人マイケル・ポランニーが創りました．彼は，ナチスを避けて逃れた英国で60歳になる前に哲学者・社会科学者に転向しました．暗黙知を示唆する"We know more than we can tell."（我々は語れる以上のことを知っている）という文がよく引用されます．The Tacit Dimension（Polanyi, M／著），London: Routledge & Kegan Paul, 1966〔邦訳『暗黙知の次元』（佐藤敬三／訳），紀伊國屋書店，1980〕を参照．

注5　「創造」を書いてないのは意図的です．次の注も読んでください．

注6　アメリカのナレッジマネジメントが，研究でも実践でも知識の共有（knowledge sharing）に過度な重点が置くことには理由があります．移民の国であるアメリカは，共通の文化的基盤が脆弱なので，暗黙の了解が難しく，思いを言葉に表出化することが求められます．また，契約書などに文書化して内容の理解を共有しないと安心できない国民性なのです．知識の創造についてほとんど論じないことに，「知識創造」というキーワードが入ったタイトルの本を2冊，論文数本を書いた野中先生は不満だったようです．このアメリカ流ナレッジマネジメントの共有偏向も，「知識経営」を造語した理由の一つです．なお，知識マネジメントという言葉もあります．

3. ナレッジ（知識）とは何か

ナレッジ（知識）とは何でしょうか？ この問いに答えるのは簡単ではありません．古代ギリシャの時代から今日に至るまで，多くの哲学者たちが知識論あるいは認識論と訳される哲学の一分野epistemologyで，「知識とは何か？」について誰もが合意する定義を創ろうと2500年以上にわたって努力し続けてきましたが，まだ合意された定義はありません．しかし，大方の哲学者たちはJustified True Belief（正当化された真なる信念）という伝統的な定義を受け入れています．それでも反対する哲学者たちは，3語のイニシャルからそれを揶揄的にJTB理論と呼んで受け入れていません．その定義に問題があるからです[注7]．

The Knowledge-Creating Company の著者，野中・竹内は「正当化された真なる信念」という伝統的な定義をほぼ受け入れていますが，信念の正当化にどれだけの時間がかかるかどうかわからないし，ある信念が本当に真かどうかの確信を持てないので，「真なる true」の「真実性」の要件については留保しています．しかし，人間が真なることや真理にはあこがれを持っていることは認めています．したがって野中・竹内は，知識を「個人の信念が人間によって"真実"へと正当化されるダイナミックなプロセス」（翻訳書，p.85）と定義しています．

> 注7　アメリカの哲学者エドモンド・ゲティアが，知識であることをJTBの3要件ではうまく説明できない「反例」を1963年の論文で提示し，JTBによる定義を受け入れてきた多くの哲学者たちに大きな衝撃を与えました．Gettier, E.L.：Is Justified True Belief Knowledge? *Analysis*, 23：121-123 を参照．

　しかし筆者は，正しいかどうかの決着がついていない神学論争の泥沼にはまりたくなかったので，JTB理論の枠組みを使わずにナレッジマネジメントの理論を構築してみよう，と考えました[注8]．筆者がJTB理論に代えて依拠したのは，情報マネジメントやナレッジマネジメントの分野でよく使われている右の図です．この図のよい点は，「ナレッジ」の一般的な訳の知識だけでなく，それと意味が重なり合いながら微妙に異なっているデータ，情報，知恵が含まれていることです．じつは，データ，情報，知識，知恵の4つを総称する用語は，筆者が既存の言葉，「知」と episteme（エピステーム）を総称語（generic term）として使うまでは，日本語でも英語でも存在しませんでした．ナレッジマネジメントの学問と実践の両方が，知識だけでなく，データ，情報，知恵をも対象にするようになったので，総称語が必要になってきたのです．

> 注8　ただし，justification（正当化）は，オーストリア生まれのイギリス人哲学者カール・ポパーが科学の方法として提案した falsification（反証）とともに，現実世界の会議や学会などの場でおこなわれていることなので使ってもよい，と筆者は考えています．

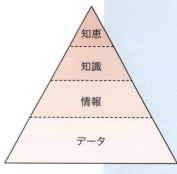

知（エピステーム）のピラミッド

4. ナレッジマネジメントの定義

その1：「知」の創造・共有・活用のマネジメント

　これまでは便宜上，ナレッジの訳語で一番よく使われる「知識」という言葉を使ってナレッジマネジメントを定義してきました．しかし，すでに述べたようにナレッジマネジメントは知識だけでなく，データ，情報，知恵も対象としており，「知」はそれら4つ全部を総称する言葉・概念なので，これからは「知」と「知識」を区別して使います．

　ここで，「知」の4つのレベルのそれぞれを次のように定義しておきましょう．読むときは，データから始めて下から上へ読んでください．後ほど説明しますが，「知のプロセス」[注9]はデータから始まるからです．

> 注9　「知のプロセス」は，データ→情報→知識→知恵→データのプロセスを意味しますが，知識の創造・共有・活用のプロセスを意味する概念「知識プロセス」を使うこともあります．知識プロセスに，どのようなフェイズが含まれるかは，論者によって異なりますが，最も簡潔かつ包括的なのは「創造・共有・活用」だと筆者は確信しています．知識の「獲得」というフェイズもよく用いられますが，これが既存の知識の獲得すなわち「学習」なのか，新しい知識の創造なのか，あいまいなので筆者は使いません．これには，組織学習 vs 組織的知識創造の学術論争が関係しており，両者は同じだと論じる人もいますが，論争はまだ決着していません．

- ◆ 知　　恵：実行されて，有効だとわかり，時間の試練に耐えた知識
- ◆ 知　　識：行為につながる価値ある情報体系
- ◆ 情　　報：データから抽出された断片的な意味
- ◆ データ：生命体（人間）が創り出した信号・記号（文字・数字）の羅列

　情報の「断片的な」は，情報を英語で a piece of information といい，piece はジグソーパズルの小さな断片にも使われるので，そのイメージがもとになっています．一方，知識の「体系」は，第1回の注8に出てきた PMBOK の Body of Knowledge の Body のイメージから，この表現を使いました．また，「行為につながる」は，いわゆる「知行合一」を意識しています．

　先程，これら4つの「知」は「意味が重なり合いながら」と書きましたが，4つのレベルの境界が点線で描かれているのは，境界があいまいだからです．上の定義では，知恵と知識と情報の定義にはその下のレベルの言葉が使われていることに気がつかれたでしょうか．4つは重なりながら，つながっているのです．これを「知のスペクトラム（連続相）」と呼んでもよいでしょう．

　さらに重要なのは，「知」の相貌の文脈依存性，すなわち「知」の見え方（相）が見る人によって異なる，ということです．例えば，ドイツ語で書かれた医学の内科教科書は，見る人によって内容がデータに見えたり，情報に見えたり，知識に見えたり，知恵に見えたりと，ちがって見えることでしょう．ドイツ語を知らない小学生にとっては，文字らしいものが書かれていることはわかっても，それらは意味のない記号でしかなく，人体や臓器などの図や写真から医学の本らしいと推測できても，内容は理解できないでしょう．つまり，その本は小学生にとってデータの集合なのです．

　その教科書をたまたま手に取った日本人の医学部学生にとっては，ドイツ語が読めなくても英語に似たドイツ語の単語の意味を推測できるかもしれないし，写真や図から人体のどの部分を説明しているかが推測できるでしょう．その本が医学の教科書だろうと推測することができても，わかるところは断片的なので，彼にとってはその本はばらばらの情報の集合でしかありません．しかし，ドイツの医学部長老教授にとっては，わからない最先端の治療技術の説明がまれにあったとしても，その教科書は知識といってよいでしょう．そして，ドイツ人の医師にとっては，その教科書のなかで伝統療法について書かれた一章は知恵と言えます．伝統療法の有効性はほとんどが体験から実証されているからです．

その2：データから情報を，情報から知識を，知識から知恵を，知恵からデータを創造するプロセスのマネジメント

　右の図は，上の定義の一例として，科学論文という知識を創造する「知のプロセス」を示しています．実験系の研究室では，言うまでもなく，実験はデータを得るためです．実験から得たデータを「分析した」結果のなかで，特に現象の説明に有用な意味のあるいくつかの知見が情報です．それらの知見は，事前に持っていた仮説群のなかで統計分析によって統計的に有

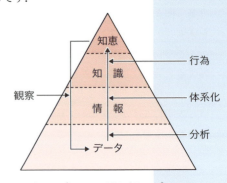

知のピラミッドと知のプロセス

意だとして支持された仮説や，事前に想定していなかった思いがけない発見事項かもしれません．それらの情報は，論文を書く過程で理論的モデルに「体系化する」までは，ばらばらです．さらに，これまでわかっていること（先行研究レビューから得られた知見），新しくわかったこと（データ分析によって新しく得られた知見），後者を得た研究方法，わかったことが妥当であることを読者に納得してもらうための議論，論文のまとめとしての結論と今後の研究への示唆などの情報を，学問分野やジャーナルごとの論文書式の型に従いながら論理的につなげた（「体系化」した）ものが知識としての研究論文になります．そして，新しく出た論文を読んで，そこに書かれた結論が正しいかどうかを検証するために追試を行うことが「行為」にあたります．知恵の例としては，再現性をもつことが追試によって証明され長期にわたって用いられながら有効性が科学的に説明できていない実験法，上記の論文の書き方としての「型」，経験豊富な研究者が蓄積してきた「体験知」としての研究ノウハウなどがあります．

　研究プロセスのマネジメントは，おそらく研究室のPIの個性や，彼（女）が指導教員から意識的にあるいは無意識に学んだ研究の進め方に影響されており，同じ学問分野でも研究室ごとに異なっていると考えられます．個々の研究室ごとに異なるさまざまな研究マネジメント・ノウハウの蓄積があるはずです．体験から得られたノウハウは暗黙的な体験知としての知恵です．最後の「知恵からデータを創造する」とは，それらの知恵が使われている場や使っている人を観察してデータを集めることです．観察の手法としては，直接観察，録画観察，個人インタビュー，グループ・インタビュー，アンケート調査などがあります．文化人類学者や社会学者が使うエスノグラフィは，これらの手法も含んでいますが，より総合的な方法として，研究室マネジメントの研究にも有用です[注10]．

> 注10　文化人類学者や社会学者たちが実験室を観察してまとめた研究はラボラトリー・スタディーズと呼ばれています．代表的な文献の *Laboratory Life: The Construction of Scientific Facts*．(Latour, Bruno & Woolgar, Steve／著) Princeton University Press, 1979は，1977年ノーベル生理学・医学賞の受賞者ロジェ・ギルマンが実験していたソーク研究所における彼の研究室のフィールド観察です．日本の文献としては，『ラボラトリー＝スタディーズをひらくために：日本における実験系研究室を対象とした社会科学研究の試みと課題』（伊藤泰信／編著）JAIST Press, 2009があり，編著者は筆者のJAIST時代の同僚です．ちなみに，これらの研究には，マネジメントの視点はほとんど入っていません．

掲載予定　研究室のナレッジマネジメント

〈掲載予定の主要トピック〉全8回予定，順不同

- 言語で表現されていない「暗黙知」と言語で表現された「形式知」が相互作用しながら新しい知識が創造されるプロセスを説明するSECI（セキ）モデルとEASI（イージー）モデル
- ナレッジマネジメント戦略としてのITベースの「コード化戦略」と人間ベースの「個人化戦略」，それらを統合した「ハイブリッド戦略」
- 研究室マネジメント戦略としての，大まかな方向性と目標を持ちながらも，状況の変化に柔軟に適応する「創発戦略」
- 研究室メンバー全員が経営に参画する「全員経営」，研究室のトップから新人まですべてのメンバーが状況や場面に応じてリーダーとなる分散型リーダーシップと実践的知恵である賢慮（フロネシス）に基づくフロネティック・リーダーシップ
- 2006年にアメリカの国立がん研究所主催のカンファレンスから始まった「チーム・サイエンス」すなわち「チームによる科学研究」という新しい研究分野

新時代の実験法のスタンダード！
手技・ポイントを余すところなく解説する決定版！

実験医学 別冊

エピジェネティクス実験スタンダード

もう悩まない！ゲノム機能制御の読み解き方

牛島俊和, 眞貝洋一, 塩見春彦／編

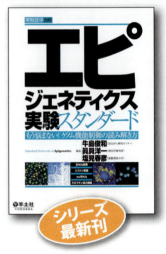

シリーズ最新刊

発生学から腫瘍生物学まで, 遺伝子を扱う生命科学・医学のあらゆる分野の研究者待望の一冊. DNA修飾, ヒストン修飾, ncRNA, クロマチン構造解析で結果を出せるプロトコール集. 目的に応じた手法の選び方から, 解析の幅を広げる応用例までを網羅した決定版.

遺伝子みるならエピもみよう！！
結果を出せるプロトコール集

◆定価（本体 7,400 円＋税）
◆B5 判　◆398 頁
◆ISBN 978-4-7581-0199-8

実験医学 別冊

ES・iPS細胞 実験スタンダード

再生・創薬・疾患研究のプロトコールと臨床応用の必須知識

中辻憲夫／監, 末盛博文／編

世界に発信し続ける有名ラボが執筆陣に名を連ねた本書は, いままさに現場で使われている具体的なノウハウを集約. 判別法やコツに加え, 臨床応用へ向けての必須知識も網羅し, 再生・創薬など「使う」時代の新定番です.

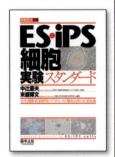

ES・iPS細胞を「使う」時代へ！

◆定価（本体 7,400 円＋税）
◆B5 判　◆358 頁　◆ISBN 978-4-7581-0189-9

実験医学 別冊

マウス表現型 解析スタンダード

系統の選択、飼育環境、臓器・疾患別解析のフローチャートと実験例

伊川正人, 高橋　智, 若菜茂晴／編

ゲノム編集が普及し誰もが手軽につくれるようになった遺伝子改変マウス. 迅速な表現型解析が勝負を決める時代に, あらゆるケースに対応できる実験解説書が登場！表現型を見逃さないフローチャートもご活用ください！

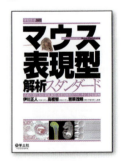

「いち早く表現型を知りたい」に応えます

◆定価（本体 6,800 円＋税）
◆B5 判　◆351 頁　◆ISBN 978-4-7581-0198-1

発行　**羊土社 YODOSHA**

〒101-0052　東京都千代田区神田小川町2-5-1　TEL 03(5282)1211　FAX 03(5282)1212
E-mail：eigyo@yodosha.co.jp
URL：www.yodosha.co.jp/

ご注文は最寄りの書店、または小社営業部まで

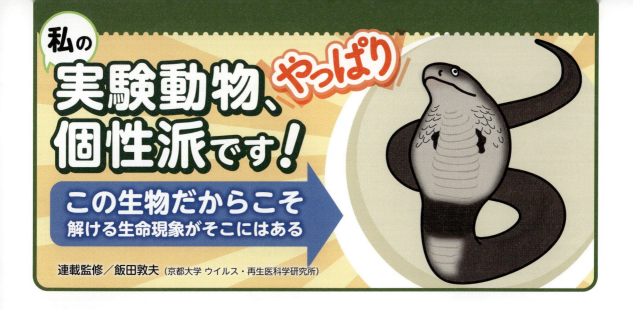

第11回 魅惑的な毒をもつ生物研究へのお誘い

塩井（青木）成留実（福岡大学理学部化学科）

毒—なぜ，魅惑的なのか？

皆さんは，「毒」と聞いてどのようなイメージをもちますか？「悪いもの」，「恐い」という答えをよく聞きますが，「恐い」とは，知らないことから湧きでてくる感覚なのかもしれません．毒とは，生物にとって好ましくない状態を引き起こす物と定義されています．よく考えてみると生物の生理機能に大きな影響を与える点で「毒」と「薬」にはあまり違いはなく，その物質の性質を理解し，利用する環境（条件や量）を把握することが人類の健康に重要であることに気づきます．このように「陰」にも「陽」にも働くところが，私たちの興味を引くのかもしれません．実際，選択的に私たちの体に作用する自然がつくり出した「毒」の応用や利用には可能性があり，とても魅力的なものです．

毒ヘビ研究，何をしている？

大きく分類すると毒ヘビは，神経毒を主体とするコブラ科と出血毒を主体とするクサリヘビ科に分類されます．日本によく知られているマムシやハブは，出血毒ヘビであり毒液中には，60種類を超える毒素が含まれています[1)2)]（図1）．ヘビ毒素とは，毒液中に含まれるヒトや捕食者に対して生理活性を示す物質のことをさし，主にタンパク質やペプチドです．それぞれ毒素がヒトや獲物の生体分子を標的として作用（結合や分解）することで，恒常性維持を司る調節システムを破壊し，結果的に重篤な症状を引き起こします．

私たちが解きたい謎は，「ヘビ毒がいつ，どこで，何を標的として，どのように私たちの体の恒常性を壊しているのか？」また，「毒ヘビはなぜ，自分の毒では死なないのか？」であり，その研究キーワードは，「ヘビ毒素」と「ヘビ毒阻害剤」の2つです．前者は，私たち（ヒト）の生体内で機能している酵素群と同じ仲間であるところがとても興味深く，ヘビ毒酵素がどのように活性型または不活性型になるのか，その生理活性調節機構の解明は，ヒトの生体の恒常性を維持するために必須な酵素群の調節因子やその調節機構の新しい発見などにつながると考えているからです．

一方，後者は，素朴な疑問からはじまった生命科学への探求であり，私たちの研究のアピールポイントでもあります．なぜなら，生物毒については多くの報告

生物のプロフィール

- **和　名**　タイコブラ（別名：モノクルコブラ）
- **学　名**　*Naja kaouthia*
- **分　類**　脊索動物門／爬虫綱／有鱗目／コブラ科／フードコブラ（属）
- **分　布**　中国南部からインド東部
- **生息環境**　農地，水田など
- **体　長**　1.5〜2.0 m
- **主　食**　ネズミなどの小型哺乳類，カエル，鳥類，爬虫類
- **特　徴**　威嚇のときにつくるフードの背中の中心に1つの大きな斑紋
- **毒の成分**　主成分は3FYxとよばれる神経毒素[3]

- **和　名**　マレーマムシ（別名：マライマムシ）
- **学　名**　*Calloselasma rhodostoma*
- **分　類**　脊索動物門／爬虫綱／有鱗目／クサリヘビ科／マムシ亜科／マレーマムシ（属）
- **分　布**　東南アジア
- **生息環境**　果実園，農地周辺の森林
- **体　長**　〜0.9 m
- **主　食**　ラットやマウスの小型哺乳類
- **毒の成分**　主成分は金属プロテアーゼなどのタンパク質分解酵素で出血毒素[2]

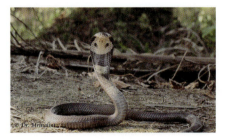
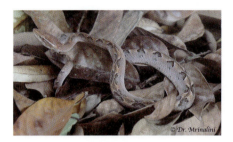

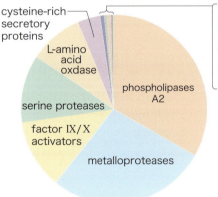

- ホスホリパーゼA_2と関連タンパク質（phospholipases A_2, etc）
  ⇒ 筋壊死，溶血など
- 金属プロテアーゼ（metalloprotease）
  ⇒ 血管基底膜破壊による出血作用，血管内皮細胞の細胞死など
- 血液凝固因子群の活性化毒素（factor IX/X activators）
  ⇒ 止血（凝固系）や血栓溶解（線溶系）などの血液循環システムを破壊
- セリンプロテアーゼ（serine protease）
  ⇒ 補体系活性化，血管透過性増大など
- L-アミノ酸オキシダーゼ（L-amino acid oxdase）
  ⇒ 過酸化水素発生
- イオンチャネルブロッカー（cysteinerich secretory protein）
  Ca^{2+}, K^+などのイオンチャネルを遮断

図1　出血毒ヘビ（本ハブ *Protobothrops flavoviridis*）の毒液成分（左）と生体におよぼす影響の例（右）
ここには，よく調べられている毒素成分の機能を紹介しています．

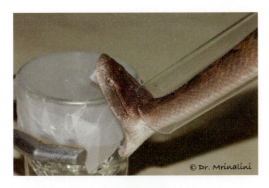

図2 マレーマムシの採毒の様子
一度採毒で約0.2 mL程度の黄色の粗毒を得ることができる．

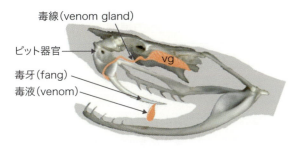

図3 ハブの顔の骨格図（毒腺とピット器官）
（文献3より引用）

例がありますが，毒をもつ生物が備える自己の毒に対する耐性機構の詳細はほとんどわかっていないからです．ほほ肉の横にある毒腺という独立した組織を単離する解剖をしてみると，その毒腺でつくられた毒液が空洞になっている毒牙の管を通って，直接獲物へ注入されるしくみになっていることがわかります（図2, 3）．通常，毒ヘビ自身の血管中に毒が入ってくることはありませんが，しかし，気性の荒いヘビは互いをかみ合うケンカをすることがあります．そのような偶発的な事故のためか，毒ヘビは自己の毒に対する防御策をいくつか備えているようです．私たちは毒ヘビの血清中に自己の毒を効果的に阻害する阻害タンパク質が存在し，どのように阻害するのかを明らかにしてきました．

さて，私がなぜ毒ヘビの研究をするようになったのかをここで紹介したいと思います．よく誤解されますが，私は，ヘビ（爬虫類）が好きなわけではありません．学部時代に受けた「生化学」の講義で，寺田成之教授（私の恩師）が毒ヘビ毒液成分について雑談していました．いつも寡黙な先生が目を輝かせて話すその毒ヘビ研究とはいったいどんなものなのか，ちょっとだけのぞいてみたいと思ったことが，きっかけです．ちょっとだけのはずが，今はどっぷりと毒ヘビ研究の虜になっています（笑）．

あきらめない！ 毒ヘビ研究の難問へ挑む

私が感じる毒ヘビ研究の難しい点は，「サンプル入手」と「サンプル調製技術」です．毒ヘビ飼育の規制は各自治体で異なりますが，特別な設備とその許可が必要です．私は野生の毒ヘビを対象にした研究を行っているため，毒ヘビの飼育は行っていません．私は，これまで，群馬県ジャパンスネークセンターや沖縄県衛生環境研究所の職員の方々のご協力のもと，日本の毒ヘビ（マムシ，ハブ，エラブウミヘビ）サンプルを入手してきました．野生ヘビの捕獲では，沖縄県の島々を転々とし，夕方4時から朝方までひたすらカエルが鳴くところを歩き回るという地道なフィールドワークを行います．実際，一匹捕獲しただけでも「とったドー」と叫びたくなるほどたいへんです．

世界に生息する毒ヘビを対象にした研究をしたかったのですが，現実的に日本で外国産の毒ヘビサンプルを入手することは難しく，断念してきました．しかし，昨年，国際的な共同研究への展開に成功し，シンガポール国立大学のKINI教授のもとでアジアを中心とした毒ヘビ研究のサンプル入手に成功しています．現在，国際的に活躍している専門家の方々からは，国際的な規制への申請書の作成方法やサンプル送付方法なども学んでいます．実際はじめて，ワシントン条約の手続きを経て，手元にサンプルが届いたときには感動しました．毒ヘビ成分は，同じ種であっても生息地域（捕食物）によって毒成分が異なるという報告がされています[4]．信頼関係を通じて専門的な施設できちんと種の特定ができたサンプルを入手することは，実験データの再現性と信頼性にとても重要です．

ヘビ毒液は，まるで宝石箱

　私は，毒ヘビの粗毒と血液を取り扱い，主に生化学的手法，つまり地道に「モノとり」を行って，毒素や毒素を阻害する血液タンパク質の性質，その分子の構造と機能の相関解析を行っています．毒ヘビ毒素成分は，比較的水に溶けやすく，安定であることが知られていますが，多くのタンパク質分解酵素を含みます．また，複合体として生理活性を示す物や，1つのアミノ酸残基の置換で全く異なる生理活性を示す毒素が存在します[5)6)]．その分子量や性質がほとんど同じ物質をそれぞれ単離するのは干草の山の中から針を探すようなものです．最近は，貴重な天然資源サンプルを有効に利用するためにLC-MS/MSを利用していますが，実際は *de novo* シークエンス解析などでは数残基のアミノ酸配列の置換を同定することは難しいです．また，生化学的手法のタンパク質生合成においても，宿主細胞に毒性を示す，ジスルフィド結合が多いなどの理由で天然物と同程度の生理活性を有するものを調製することがまだ困難です．毒素調製はいつも試行錯誤ですが，地道に，アミノ酸配列を眺め，モノに触れてその物質の性質を理解することで，精製技術を身につけることができます．研究は苦労すればするほど，オリジナリティーが高まり，新しい発見の興奮が病みつきになります．

　幸か不幸か，ヘビが毒をもち，偶発的にヒトへ咬傷被害を引き起こすためはじまった毒ヘビ研究，その世界ではじめの論文は，野口英世先生の論文です[7)]．また，毒ヘビ研究は，これまで生命科学の発展や人類の健康に大きく貢献してきました．実際に，ノーベル生理・医学賞につながる生体分子の発見（イオンチャネル[8)]や神経成長因子[9)]，現在では循環器系の疾患，高血圧や血液凝固系に関係する病気の治療薬や診断薬としてヘビ毒が使われています[10)]．

　毒ヘビ研究のおもしろい点は，やればやるほど，ジャカジャカと新規生理活性物質が見つかるところです．毒遺伝子は，遺伝子重複や翻訳後修飾を利用して多様化してきました．つまり，高い相同なタンパク質であっても別の機能をもつことがよくあります．毒遺伝子を眺めると，機能に関与するアミノ酸残基の置換を引き起こす，選択的な遺伝子変異が明らかに観察できます．一般的な進化速度よりも格段に速い分子進化を経て，多様性を獲得したタンパク質は異なる生体分子を標的として毒として機能する．どうしてそのような進化ができたのか？ まだその謎ときの決着はついていません．ヘビの毒タンパク質は，一般的に知られているタンパク質ホモログと同じ機能をもつとは限らない，また，ゲノム情報からだけではわからないことがある．そのことを頭に置いて「生もの」を取り扱っているからこそ，見つけることができる新規化合物または新規機能の発見は，宝探しをしているようです．

有毒と無毒ヘビモデルをつくってみたい！
―分子生物学研究への展開

　おなじ生育環境で生息し，捕食対象生物も同じなのに，なぜ，毒ヘビと無毒ヘビが存在するのでしょうか？ その例は，日本でも海外でもいくつかあります．進化の過程で，毒ヘビは毒をもち，捕食を効率的に行うことができるという一見ラッキーな形質を獲得している様にも思えます．しかし，一方では，毒素遺伝子重複やそれらに関連するタンパク質発現システムを必要とし，さらには自己の毒に対する耐性システムを備える必要もありました．捕食の生体に対する選択性の高い毒素をつくり，絶妙なバランスで毒をもつ利益とリスクをコントロールしているようにも思えます．毒をもたなくても，生きていけるはずなのにどうして毒をもつ必要があったのか？ 進化の過程でどのように複雑な能力を獲得してきたのか？ われわれはその謎を一つひとつ解くためには分子生物学的手法との融合が重要だと考えます．これまで実際の天然物を扱ってきた技術と知識を生かして，また，世界の専門科の意見をとり入れ，一歩進んだ研究を展開する準備を行っています．

毒をもつ生物研究への招待

　現在（2018年），私はシンガポール国立大学のKINI教授のもとで毒ヘビに限らず，サソリやクモなどに含まれる毒素を取り扱っています．ここには，「毒（生理活性物質）」の虜になっている世界の研究者が集まりま

す．この環境のなかで私は，まだまだ自分が無知であることと同時に，この有毒生物研究分野には未開拓な領域がたくさん残っていることに気づきます．つまり，自然界の生物が生産する毒液は生理活性物質のカクテルで，その分子機構の解明は，効果的な医薬品への応用の可能性を秘めています．基礎研究を基盤に，毒素の特性を理解し，見つめていると自然と新しいアイディアがどんどん湧いてきます．そのアイディアが実現に近づくと興奮します．想像しただけでもじっとしていられません．私にとって毒ヘビは，純粋に食べて生きるために毒を獲得した，その人生の選択に適応できるシステムを備えてきた賢い生き物として尊敬しています．そこから学べるものは多く，生命の謎を凝縮している生物の一つです．皆さんもこの世界を一緒にのぞいてみませんか？

　　謝辞

　シンガポール国立大学のKINI教授の研究室のポスドクのMrinaliniにタイコブラとマレーマムシの写真を提供してもらいました．また，崇城大学千々岩教授にはこの文章を書くにあたって，ご助言をいただきました．この場をかりて感謝申し上げます．

文献

1) Shibata H, et al：The habu genome reveals accelerated evolution of venom protein genes. Sci Rep, 8：11300, 2018
2) Tang EL, et al：Venomics of *Calloselasma rhodostoma*, the Malayan pit viper: A complex toxin arsenal unraveled. J Proteomics, 148：44-56, 2016
3) Tan KY, et al：Venomics, lethality and neutralization of *Naja kaouthia* (monocled cobra) venoms from three different geographical regions of Southeast Asia. J Proteomics, 120：105-125, 2015
4) Aird SD, et al：Quantitative high-throughput profiling of snake venom gland transcriptomes and proteomes (*Ovophis okinavensis* and *Protobothrops flavoviridis*). BMC Genomics, 14：790, 2013
5) Tsai IH, et al：Comparative proteomics and subtyping of venom phospholipases A_2 and disintegrins of *Protobothrops* pit vipers. Biochim Biophys Acta, 1702：111-119, 2004
6) Yamaguchi K, et al：Interisland variegation of venom [Lys(49)]phospholipase A2 isozyme genes in Protobothrops genus snakes in the southwestern islands of Japan. Toxicon, 107：210-216, 2015
7) Ainsworth S, et al：The medical threat of mamba envenoming in sub-Saharan Africa revealed by genus-wide analysis of venom composition, toxicity and antivenomics profiling of available antivenoms. J Proteomics, 172：173-189, 2018

コラム　ほら，そこにマムシ！！　あなたはどうする？

　毒ヘビに限らずヘビはとても臆病で繊細です．世界保健機構（WHO）の報告によると，毒ヘビの被害は年間5百万人以上といわれ，多く死者を出しています．そのような深刻な社会問題から毒ヘビは「こわい」，また「一方的に咬まれる」というイメージをもってしまうことはわかります．しなしながら，よく考えてみてください．「ヘビは人間を食べますか？」「手足のないヘビが自分の顔より大きな獲物を食べるためにどれだけエネルギーと時間を費やして毒をつくっていると思いますか？」毒ヘビは人間を含め天敵が多く，自分よりも何倍も大きな生物から身を守ろうと必死です．わたしも手足がなかったら，「咬む」という防御策に出ると思います．毒ヘビだけが咬みつくわけではありません．一方，ある種の毒ヘビ（マムシやハブ）は「ピット」とよばれる紫外線を感知する器官をもちます（図3）．そのため，温度（体温）に反射的に反応してしまいます．ヘビに咬まれたくなかったら，ヘビがいそうな湿った場所に入る場合は，靴を履き，棒などで地面をたたきながら歩きましょう．臆病なヘビの方が逃げ，無駄に毒を使う必要もありません．私たちは，自然界で共存する生物として，偶発的な事故を防ぐために学び，その特性や習性を理解することができるのではないでしょうか．

　ジャパンスネークセンター（群馬県太田市）のホームページには，私がよく受ける質問（毒ヘビと無毒ヘビの見分け方，咬まれたときの症状）の答えに対してその詳細が記載されています．ぜひ一度センターのサイトをご覧ください（http://snake-center.com/）.

8) Hideyo Noguchi「Snake Venoms: An Investigation of Venomous Snakes, with Special Reference to the Phenomena of Their Venoms」Carnegie institution of Washington, 1909
9) Raftery MA, et al：Acetylcholine receptor: complex of homologous subunits. Science, 208：1454-1456, 1980
10) Blight KJ & Rice CM：Secondary structure determination of the conserved 98-base sequence at the 3' terminus of hepatitis C virus genome RNA. J Virol, 71：7345-7352, 1997
11) Koh CY & Kini RM：From snake venom toxins to therapeutics--cardiovascular examples. Toxicon, 59：497-506, 2012

プロフィール

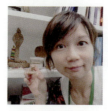

塩井（青木）成留実
福岡大学理学部化学科機能生物化学研究室　助教

1981年長崎県雲仙市生まれ．2000年福岡大学理学部3年次で大学院前期課程へ特別進学，その後博士課程進学し，福岡大学大学院で理学博士修得（2008年3月）．現在，福岡大学理学部機能生物化学研究室助教および海外特別研究員としてシンガポール国立大学に在籍中．これまでの研究材料は，毒ヘビとユリ科植物．研究キーワードは，酵素とその阻害因子．日本で毒ヘビの研究をしたいと興味をもつ積極的な方を小学生から年齢制限なしに勧誘している研究者です．
研究室ホームページ：http://funcbio.com/
E-mail：anarumi@fukuoka-u.ac.jp

Book Information

実験医学別冊

あなたのタンパク質精製、大丈夫ですか？

貴重なサンプルをロスしないための達人の技

編集／胡桃坂仁志，有村泰宏

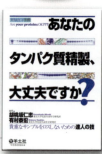

生命科学の研究者なら避けて通れないタンパク質実験．タンパク質の取り扱いの基本から発現・精製まで，実験の成功のノウハウを余さずに解説します．初心者にも，すでにタンパク質実験に取り組んでいる方にも役立つ一冊です．

◆定価（本体4,000円＋税）
◆フルカラー　A5判　186頁
◆ISBN978-4-7581-2238-2

発行／羊土社

印象力でチャンスを掴む！
研究アイデアのビジュアル表現術

執筆・イラスト 大塩 立華（おおしお りつ）

サイエンスコミュニケーター/デザイナー．電気通信大学 男女共同参画・ダイバーシティ戦略室 特任准教授．ソラノマドプロジェクト株式会社 代表取締役．博士（医学）．東京薬科大学生命科学部 卒業．名古屋大学大学院医学系研究科 満了．幼少よりアトリエ空の窓にて色彩・空間構成を学ぶ．美術のバックグラウンドと研究キャリアを活かしたアウトリーチデザインを目指し，2010年ソラノマドプロジェクト株式会社設立．科学と芸術の融合をモットーに，研究者のためのデザインワークショップの講師等を行う．2011～'15年まで，自然科学研究機構生理学研究所 特任助教として文部科学省 脳科学研究戦略推進プログラムにて広報・アウトリーチ等を担当．

第3回　申請書のレイアウト，最後の見直しにむけて

　さて，今回は研究におけるビジュアル表現の第3回目です．今回は前回の「型」の続きです．③色に気遣う，④身だしなみを整える，⑤評価する，の3点についてです．③は申請書においてはモノクロ印刷に向けた注意点を確認し，④身だしなみを整えると⑤評価するの2つは申請書の提出にむけた「仕上げ」のプロセスを意識したいと思います．

③ 色に気遣う

　ポスターではCMYK（フルカラー）の色を使うことができますが，申請書類の場合は多くがモノクロになります．今回はモノクロでのビジュアルデザインについて整理して行きます．ポイントは以下の3つです．

- コントラストを意識する
- パターンを活用する
- 不用意なグラデーション，立体効果を使わない

● コントラストを意識する

　モノクロの世界で図を使うときには「コントラスト」を意識してください．コントラストとは視覚的な特徴の差のことで，1つの空間のなかにあるモノの色の明暗の差です．薄い色をより薄く，濃いと

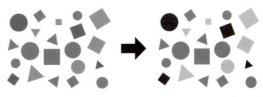

コントラスト　低め（小さめ）　　コントラスト　高め（大きめ）

ころをより濃くすればコントラストは高く（大きく）なり，モノとモノとの違いがクッキリしています．コントラストを高くすることで重要なポイントをより目立たせることができます．コントラストが低い（小さい）とオブジェクト同士が見分けにくくなります．

コントラストは，最初からグレースケールで絵を描いているときは，気づきやすいのですが，最初にカラーでつくったものをグレースケールに変換（モノクロ印刷）するときには要注意です．色を変えて区別をしたつもりでも，モノクロにすると区別ができなくなることがよくあります．グレースケールに変換（モノクロ印刷）したときは，必ず見え方を確認しましょう．

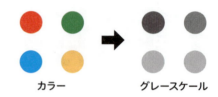

ユニバーサルカラーについて

ユニバーサルカラーという言葉がだいぶ一般的になってきました．ヒトの色の見え方は一様でないため，誰にでも見分けやすい色の組合わせが提案されています．詳しくは，前回の連載（実験医学2016年4月号掲載）およびカラーユニバーサルデザイン推奨配色セット制作委員会のWebサイトを参照ください．

◉ パターンを活用する

コントラストだけでは表現しきれないこともあります．そのときはパターンを活用しましょう．パターンはMicrosoft OfficeにもAdobe Illustratorなどにもある機能で，誰もが一度は見かけたことのあると思います．

色での見分けができなくなりやすいものの1つにグラフがあります．

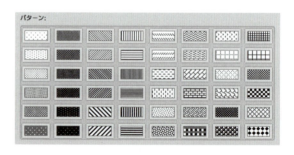

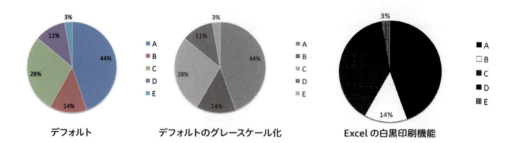

例えばこの円グラフですが，色を分けていても，グレースケールにすると見分けが難しくなります．Excelには便利な機能があって，ページ設定の「シート」で白黒印刷にチェックをいれておくと，一番右のように自動にパターンを当てはめてくれます．とても便利で

はあるのですが…よくよく見てみると，いかがでしょうか．パターンを自動であてはめてはくれるのですが，どうも見やすくないですよね…．パターン同士が似ているようなものもあって，見分けやすくなっていません．グラフ内の数値にいたっては見えなくなってしまいました．パターンの選び方が見やすさとマッチしていないのです．パターンを選ぶときは<u>似ていないものを選ぶ</u>必要があります．例えば凡例Cのチェック柄とEのチェック柄は似ていて，一見して区別がしにくいです．もう1つ改善点をつけたせば，凡例がグラフから離れているのでさらに見分けにくいです．

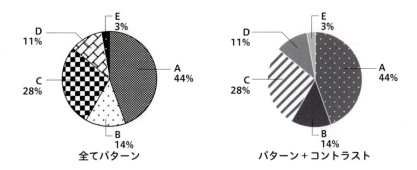

そこでこんなふうにパターンを選び直し，キャプションもグラフのなかに入れて伝わりやすくしました．左はすべてパターンで作成してみました．これですと異なるパターンが並んで少し落ち着かない印象なので，<u>パターンとコントラストの両方を使って</u>工夫すると落ち着きます（右）．また右では，<u>境界線（白線）を太めにいれる</u>ことでより見やすくなるようにしています．自動ツールを試しつつも，見にくければ手間を惜しまず，丁寧につくり込んで行きましょう．

色相と明度と彩度

色には「色相」「明度」「彩度」の3つの属性があります．色相は赤・黄・緑・青・紫のように，他の色と区別される色合いのことです．明度は，色の明るさです．明度が高くなると白に近づき明るくなります．低くなると黒に近づき，暗くなります．彩度は，色のあざやかさで，彩度が低くなると渋い印象になります．

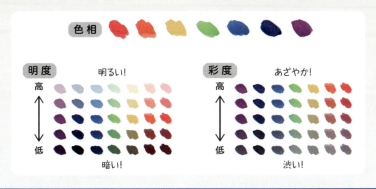

◉ ワンポイントアドバイス

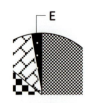

パターンは，色を塗る面積が大きいエリアで使うのがベターです．面積が小さいエリアで使うと，パターンの特徴があまり表示されず，ベタ塗りなのかパターンなのか区別しにくくなります．例えば先述の円グラフの「E」の部分は，ドットで表現していますが，面積が狭く粒が2つしか表示されていません．

さらにコントラストは表を見やすくするときにも有効です．これはExcelの「テーブルのスタイル」が便利ですので，ぜひ活用しましょう．

◉ 不用意なグラデーション，立体効果を使わない

グラデーションや3D効果は，オブジェクトに華やかに演出しますが，申請書や研究発表で情報を伝えるうえではシンプルな方がスッキリします．「なんとなくデフォルトだったし」「空間を持て余している気がして…」など不用意に使うと「無意味なエフェクトを使っている…」「工夫がない」というマイナスの印象を与えてしまうこともあるので要注意です！

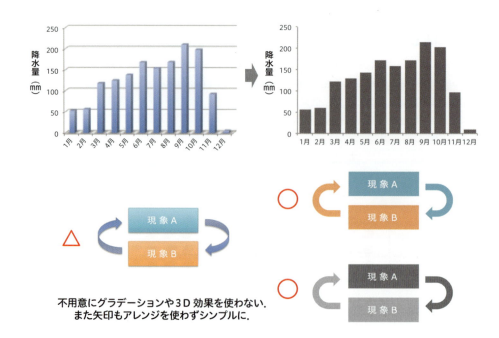

不用意にグラデーションや3D効果を使わない．
また矢印もアレンジを使わずシンプルに．

④ 身だしなみを整える

仕上げにむけた身だしなみとして気をつけたいポイントは以下です．

- テキストは両端揃えに
- オブジェクトの並びを揃える
- オブジェクトとテキストの間隔・余白を意識する
- 箇条書を見やすく
- 図の背景は不要
- オブジェクトの角丸をそろえる

◉ テキストは両端揃えに

和文ではテキストは両端揃えの方がピシッと揃っていて見栄えがよい印象です．両端揃えにしましょう．なお英文では，テキストエリアが両端で揃っている美しさよりも，単語間のスペースがばらついて読みにくくなることのほうが問題となることもあり，左揃えが推奨されることも多い印象です（ジャーナルなどでは，両端揃えが多いです）．

◉ オブジェクトの並びを揃える

オブジェクトは無造作に配置せず，基準をつくって揃えておきましょう．フローチャートなどでは，矢印の位置や，オブジェクト内に文字を書いた場合の文字位置，などが軸に揃っていると綺麗になります．またテキスト内容によりますが，枠内に入っているテキストの場合は，中央揃えだと綺麗に見えることもあります．

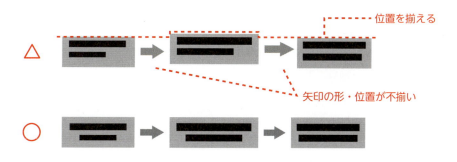

写真やグラフなど複数のオブジェクトを配置したときも，できるだけ揃えることを意識しましょう．無造作に配置せず，大きさを調整できるのであれば，左右の端，オブジェクト間の間隔が揃うとぴしっとします．もしオブジェクトの大きさを調整できない場合も，オブジェクト同士の軸を揃える，などで秩序をもたせるとまとまりを感じます．

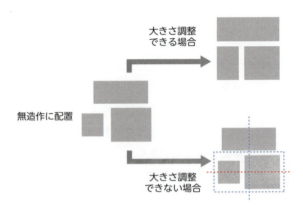

● オブジェクトとテキストの間隔・余白を意識する

オブジェクトとテキストの間隔が近いと，紙面が窮屈に見えます．余白をとってゆったり見えるようにしましょう．

● 箇条書を見やすく

箇条書では，記号（左の点）と文章の間隔が詰まっていると箇条書のアクセントが弱くなってしまいます．また文章が2行以上になったときはぶら下がりにも気を使いましょう．左側が揃っていないと，不格好で美しくありません．

● 図の背景は不要

図やグラフに背景色を入れることもあると思います．特にポスター発表などで，少し紙面にアクセントを付けたかったから，などの理由でつけていることもあるかと思います．一方，申請書などのモノクロ印刷の場合は，肝心のオブジェクトのコントラストが低くなってしまうので，あまりおすすめしません．

● オブジェクトの角丸を揃える

時々見かけるのですが，情報をまとめるために用いる枠線の幅や，枠の角丸の大きさが異なっているケースがあります．同じオブジェクトを拡大・縮小しながら使い回すときに，生じてしまいやすいので，拡大・縮小の際には要注意です．

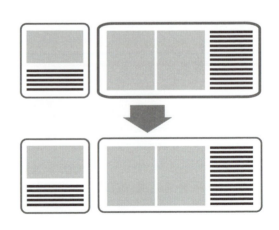

最後に，これらのポイントが申請書のなかでどのように気をつけるとよいか整理しましょう．

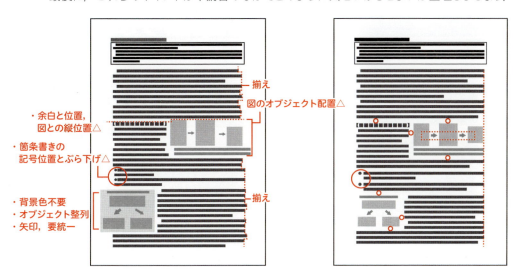

⑤ 評価する

チェックリスト

☐ タイトルは印象的か
☐ 文字ぎっしり感はないか
☐ 図での表現，箇条書き等で紙面にリズムをつけているか
☐ 箇条書きや文字の強調は効果的にできているか
　（インデント，強調のしすぎ，しなさすぎはないか）
☐ 行間・文字間は詰まっていないか
☐ 文字サイズ11pt以上か（or 申請書の指定に合っているか）
☐ グラフ・図のキャプションの文字サイズ・書体は読みやすいか
　（要注意！本文は11ptでもキャプションが非常に小さいことがあります）
☐ 40 cm離しても本文は読みやすいか
☐ 図，テキストは整列しているか（縦配置・横配置）
☐ オブジェクトの形（角丸・矢印）はそろっているか．
☐ 理由のない効果（グラデーション・立体感）はないか
☐ 余白は程よく確保されているか
☐ 統一感はあるか
☐ 誰かに見てもらったか

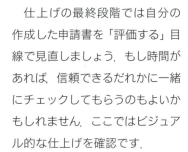

仕上げの最終段階では自分の作成した申請書を「評価する」目線で見直しましょう．もし時間があれば，信頼できるだれかに一緒にチェックしてもらうのもよいかもしれません．ここではビジュアル的な仕上げを確認です．

一度でもいいので必ず「評価」をしてみてください．評価する習慣をつけると，申請書に限らずさまざまな資料を「見る目」が変わってきます．見る目が変わると意識も変わり，他の人のFigureやスライド，ポスターなどを見る度に「自分ならこうしてみる」という発想もでてくるようになります．それが自身のビジュアル表現スキルの向上につながり，より短時間で豊かで美しいビジュアル表現ができるようになります．ぜひ，仕上げの作業として習慣づけてみてください．

次回は，よりビジュアル表現を豊かにするためのイラストの描きかた：ソフトや素材の使いこなし術についてです．お楽しみに．■

「統計」でお困り
〜いまぶつかっている悩み，

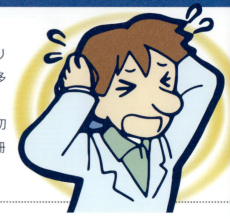

実験を進めて研究内容をまとめていく過程で，"統計"は切っても切り離せない重要なステップでありながら，苦手意識を持っている方も多くいらっしゃるかと思います．

本ページでは，羊土社で発行した統計関連書籍を，各書籍の特徴・切り口を整理してご紹介いたします．こんな困りごとにピンときた1冊がありましたら，ぜひ一度ご覧ください．

生物統計

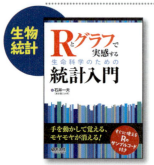

RとグラフでR実感する生命科学のための統計入門

石井一夫／著

- 定価（本体 3,900円＋税）
- B5判 212頁
- ISBN 978-4-7581-2079-1

難易度 ★★★★★

手を動かしながら、実感を持ちながら、身につけたい

生物統計

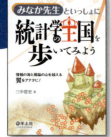

みなか先生といっしょに統計学の王国を歩いてみよう
情報の海と推論の山を越える翼をアナタに！

三中信宏／著

- 定価（本体 2,300円＋税）
- A5判 191頁
- ISBN 978-4-7581-2058-6

難易度 ★★★★★

挫折した統計をやり直したい

生物統計

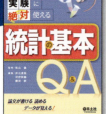

バイオ実験に絶対使える統計の基本Q&A
論文が書ける 読める データが見える！

秋山 徹／監
井元清哉，河府和義，藤渕 航／編

- 定価（本体 4,200円＋税）
- B5判 254頁
- ISBN 978-4-7581-2034-0

難易度 ★★★★★

研究現場で感じる疑問を解決したい

ではありませんか？
解決できる1冊が見つかります

羊土社 統計関連書のご案内

難易度 ★★★★★
実験で本当に必要な部分だけ、やさしく学びたい

池田郁男／著
実験で使うとこだけ生物統計

1　キホンのキ　改訂版
- 定価（本体2,200円＋税）
- A5判
- 110頁
- ISBN 978-4-7581-2076-0

2　キホンのホン　改訂版
- 定価（本体2,700円＋税）
- A5判
- 173頁
- ISBN 978-4-7581-2077-7

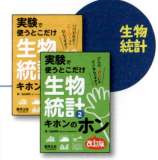

生物統計

難易度 ★★★★★
統計嫌いを克服したい

ぜんぶ絵で見る医療統計
身につく！　研究手法と分析力

比江島欣慎／著
- 定価（本体2,600円＋税）
- A5判
- 178頁
- ISBN 978-4-7581-1807-1

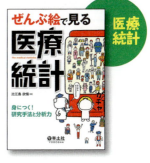

医療統計

難易度 ★★★★★
論文のエビデンスを正しく読み取れるようになりたい

短期集中！オオサンショウウオ先生の
医療統計セミナー　論文読解レベルアップ30

田中司朗，田中佐智子／著
- 定価（本体3,800円＋税）
- B5判
- 198頁
- ISBN 978-4-7581-1797-5

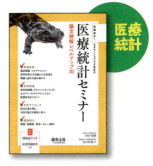

医療統計

難易度 ★★★★★
そもそも生物統計を体系的に学びたい

パソコンで簡単！すぐできる生物統計
統計学の考え方から統計ソフトSPSSの使い方まで

打波　守，野地澄晴／訳
- 定価（本体3,200円＋税）
- B5判
- 263頁
- ISBN 978-4-7581-0716-7

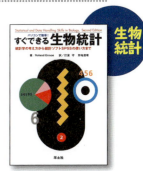

生物統計

Lab Report ラボレポート

海外ラボ 留学編

新米PIのラボへ、コーヒーと雨の街シアトル単身赴任記
Fred Hutchinson Cancer Research Center

西田奈央 (Nao Nishida-Aoki)

本コーナーでは、海外への留学経験をもたれた研究者により、留学先の生活環境や研究環境、また味わった苦労、楽しさなどを紹介していただきます。

雨の街シアトル

シアトルという地名は、時折耳にするのではないでしょうか。イチローが所属するマリナーズの本拠地、スターバックスコーヒーの発祥地。他にも、ボーイング社の発祥地、アマゾン本社、Google社、Facebook社、Microsoft社と世界の大企業が拠点を構える街です。その割に大都市ではなく、氷河を抱いた山を眺め、湖が広がり、エメラルドシティとよばれる緑が多い美しい街です。夏の3カ月は青空で、9時になっても明るく、からりとして30度以上にはあまりなりません。そのかわり10月から5月まではほぼ毎日雨、北緯47度のため4時には暗くなります。そんな街に私は2017年4月からポスドクとして赴任しています。

Fred Hutchinson Cancer Research Center の紹介

Fred Hutchinsonはがんで若くして亡くなった野球選手の名前で、医者である兄によって1975年に設立されました。白血病の治療として骨髄移植を最初に行ったことで知られます。Cancer Centerですが、嗅覚受容体の研究でノーベル賞を受賞したLinda Buckをはじめ、がん以外の基礎研究も非常にさかんです。シアトル市街の北端、湖に面し、談話室からの眺めは素晴らしいです。研究室は230程度、研究棟は5つと病院棟、アメリカの巨大な大学と比べるとこじんまりとしていますが、研究に必要な機械や実験支援施設は一通り揃っています。実験支援施設の人は大体顔見知りで、気さくに相談したり綿密な打ち合わせができます。ワシントン大学も近く、ほとんどのPIは大学と両方所属をもっており、共同研究もさかんで博士課程の学生も受け入れています。研究室間のやりとりもさかんで、ある試薬を試したいので少し分けて、などのメールが頻繁に飛んできます。またほぼすべてのラボは10人以

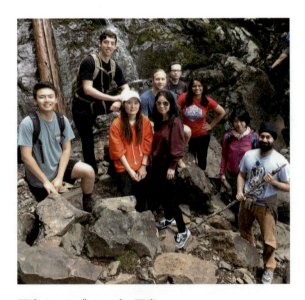

写真1 ラボメンバー写真
研究室全員でハイキングに行き、滝の前で。右から1番目がPIのTaran、2番目が筆者。ハイキングではアメリカンの学生のペースについていくのが必死だった。シアトルはアウトドアもさかんです。

下で巨大ラボがないのもアットホームな雰囲気に一役買っています．

今の研究室との出会い

私は京都大学で酵母のストレス耐性にかかわる転写因子の研究で学位を取得したあと，国立がん研究センターでポスドクとして，細胞間の情報伝達にかかわるエクソソームという細胞外小胞の研究をしていました．細胞間の相互作用をより広範囲に研究したいと，学振PDの終了に合わせて海外のラボを探すことにしました．ツテがあるわけでもなく，キーワードを入れてひたすら検索をかけました．ある日今のボスであるTaranの研究室のHPを発見し，書いてある内容が私の興味の方向とぴったりだと思い応募メールを送りました．Skype面接，現地でのインタビューを経て，正式にオファーレターをもらいました．実際に話してみて研究の考えや興味の方向が一致しているのを感じ，ここで研究できたら幸せだ，と思いました．very nice fitはTaranも感じてくれたようです．

CVやreference letterなどアメリカのポスドク応募に必要な書類は，日本のように書式が決まっていない

研究施設 & 研究室データ

Fred Hutchinson Cancer Research Center

アメリカ合衆国
ワシントン州シアトル

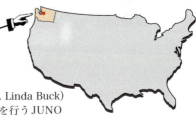

■ 施設について
職員数：3,000人，ラボの数：230

■ 最近話題になったこと
ノーベル賞受賞者3名（Dr. E. Donnal Thomas，Dr. Lee Hartwell，Dr. Linda Buck）
Fred Hutchinson発ベンチャーもさかん（CAR-T細胞のがん免疫治療を行うJUNO Therapeuticsなど）
今年5月，Microsoft社とAIを活用したデータ解析の協定を結んだ．他にもアマゾンやGoogleとも近い地の利を生かして協力していく方向にある．

■ ホームページ　http://www.fredhutch.org/en.html

Gujral Lab

■ 研究指導者名
Dr. Taran Gujral

■ 研究分野
がん生物学，特にシグナル伝達系の解明．Wnt経路，Hippo経路など．

■ 構成人員
ポスドク：2人（うち日本人1人），テクニシャンなどスタッフ：4人，学生：2人

■ 最近の研究成果
1) Gujral TS & Kirschner MW：Hippo pathway mediates resistance to cytotoxic drugs. Proc Natl Acad Sci U S A, 114：E3729-E3738, 2017
2) Gujral TS, et al：A noncanonical Frizzled2 pathway regulates epithelial-mesenchymal transition and metastasis. Cell, 159：844-856, 2014
3) Gujral TS, et al：Exploiting polypharmacology for drug target deconvolution. Proc Natl Acad Sci U S A, 111：5048-5053, 2014

■ ホームページ　https://research.fhcrc.org/gujral/en.html

■ 著者経歴
現在受けている奨学金・助成金など：日本学術振興会海外特別研究員
国内の出身ラボ：京都大学大学院農学研究科 応用生命科学専攻（植田充美教授）
ポスドク先のラボ名：国立がん研究センター研究所 分子細胞治療研究分野（落谷孝広先生）

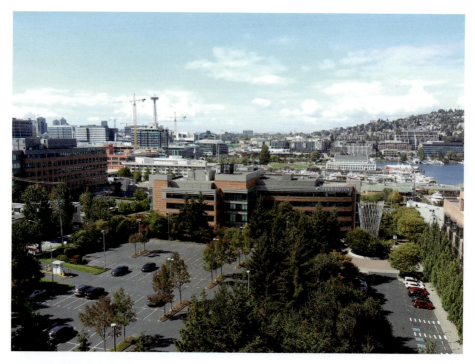

写真2 研究所と市街地
手前のレンガ色の複数の建物が研究所．屋上からは独立記念日に湖から上がる花火がきれいに見える．左奥はシアトルのシンボル，スペースニードル．

割に，この内容はここに書くべきなど常識が存在するようです．私は幸いラボの留学経験者に手取り足取り教えてもらいました．ルールを知らないだけで自分の印象を下げるのはもったいないので，実例を含め情報をよく集めるべきです．

ポスドク第一号

ラボのPIであるTaranが自分の研究室をスタートさせたのは2016年秋．Skypeインタビューのときにはまだポスドク先だったハーバード大学にいました．つまりTaranは新米PI，私はポスドク第一号です．インタビューのための研究室訪問の際，一日中世話を焼いてくれた「ポスドク」がいたのですが，じつはその方は彼の奥さんだったのでした．関係を隠して話題を振り，事細かに評価されていたのです．後で知って肝を冷やしました．私の周囲では有名ラボ，シニアPIのもとに行く人がほとんどであったなか，全然知らない，しかも新人PIのもとに行って大丈夫か，と心配されま

した．心配はもっともで，ラボ運営や資金面，研究面，技術面，人間関係など懸念の種は尽きません．しかし，私はTaranは十分な研究環境を整えていると思ったのと，何より実際に会って話した自分の感覚を信じて行くことにしました．

研究室生活

Taranは実験系の研究者ですが，数理モデルも活用してキナーゼ阻害剤のスクリーニングを行いがんのシグナル伝達を明らかにしてきました．肝臓がんや膵臓がん，肺がんなど幅広く研究対象とし，ポスドク時代の研究をベースに新規テーマや技術の開発を進めています．ラボメンバーもさまざまで，免疫学やプログラミング，機械学習の専門家もいます．そのなかで私は，乳がん組織中のがん細胞と正常細胞の相互作用を分子レベルで研究しています．週1回のラボミーティングに加えてTaranは1〜2週間に1度，1対1でのディスカッションの時間をとってくれます．また彼自身もば

りばり実験しているのでいつでも気さくに話せます．ホワイトボードの前でメンバー同士でコーヒー片手に話すこともよくあり，外国の研究者の考えを知りたいという留学の目的の一つは叶いました．Taranはもの静かで思慮深く，実験台の反対側で誰かとしゃべっていても彼の声は聞こえないほどで，こんな控え目な人が競争が激しいアメリカでPIになれるんだと驚いたものです．しかし頭の回転が速く，決断力もあり，ポスドク時代から周到に準備していたのが分かります．新米PIはポスドクの数年先の先輩なので，ラボのトップとしての試行錯誤を間近に学べるのは新米ラボの醍醐味だと思います．

ちなみに英語はできたほうが絶対によいです．もっと英語ができたら学べるものが多く，人脈も広がって研究の幅やチャンスが広がるのに，といつも思っています．

Two-body problemについて

私は日本企業に勤める夫を東京に残して単身赴任しています．両方の仕事を優先した結果ですが，家族の協力（犠牲）がないとできないことで，たいへん感謝しています．アメリカでもTwo-body problemとして，夫婦両方のキャリアの追求は課題です．こちらの人は単身赴任なんてめったになく，配偶者が別の町に仕事を得ると自分も近くに転職するようです．この課題には正解が存在しませんし，何を大事にするかは人それぞれです．でも，できない理由を探すのは簡単ですが，その理由はつくり出しているだけではないのか？本当にやりたいなら何か手がないか？と自問自答するのもよいでしょう．

おわりに

留学の目的やラボの選び方は十人十色です．他人の留学体験記に流されすぎないように，結局自分にとって一番いい選択は，自分にしかわかりません．留学するしないも含めて自分が納得できるキャリアの選択ができるといいですね．（naoki@fredhutch.org）

Book Information

FLASH薬理学

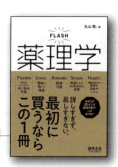

著／丸山　敬

● 必須事項を簡潔に整理し要点を学べる，通読にも拾い読みにも適した内容．各項目末の応用問題はWEBで解答を参照でき，復習に役立ちます．
● 医学生，看護・医療系学生の教科書としてオススメの1冊です．

◆定価（本体3,200円＋税）
◆フルカラー　B5判　375頁
◆ISBN978-4-7581-2089-0

詳しすぎず易しすぎない，最初に読むべき教科書！

発行　羊土社

もうご登録済みですか？
羊土社会員・メールマガジンのご案内

「羊土社HP」と「メールマガジン」，皆さまご覧いただいておりますでしょうか？
新刊情報をいち早く得られるのはもちろん，書籍連動，WEB限定のコンテンツなども充実．
書籍とあわせてご覧いただき，ぜひ情報収集の1ツールとしてお役立てください！
もちろん登録無料！

「羊土社会員」（登録無料）

多彩な魅力的コンテンツがご覧いただけます！

新刊や気になる書籍をいち早く購入できる！

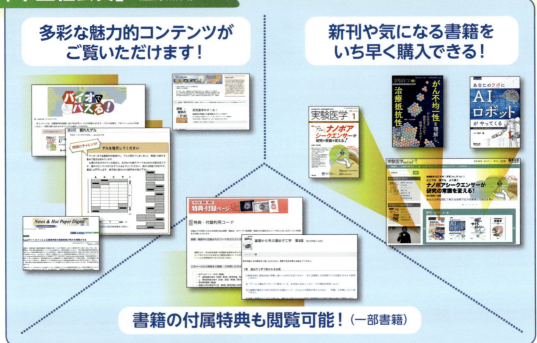

書籍の付属特典も閲覧可能！（一部書籍）

メールマガジン（登録無料）

新刊書籍情報をいち早く手に入れるには，一にも二にもまずメルマガ！ほか学会・フェア・キャンペーンなど，登録しておけばタイムリーな話題も逃しません！

■「羊土社ニュース」
毎週火曜日配信．「実験医学」はじめ，生命科学・基礎医学系の情報をお届けします

■「羊土社メディカル ON-LINE」
毎週金曜日配信．「レジデントノート」「Gノート」はじめ，臨床医学系の情報をお知らせします

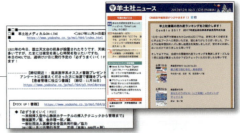

「羊土社会員」「メールマガジン」のご登録は羊土社HPトップから
www.yodosha.co.jp/

Opinion 研究の現場から

第101回 研究は、教育の向こうにある

本コーナーでは、研究生活と社会に関する意見や問題提起を、現在の研究現場からの生の声としてお届けします。過去掲載分は右のQRコードからウェブでご覧いただけます→

　私は今、大学に勤務しているが、以前高等専門学校（高専）に勤めていたことがある。あの2年間の経験が、今の自分の研究生活にどう影響を与えているか、考えてみることとする。

　高専とは何か、まるで馴染みのない方も多いと思う。実際、私も勤務するまでよく知らなかった。簡単に説明しておくと、15歳から20歳までの学生を5年一貫教育する学校であり、高校範囲の基礎的な教科から教えはじめ、最終的には大学の学部生並みの卒業研究まで指導する、即戦力の技術者を養成する教育機関である。高専卒業後、大学へ編入する道もあるが、コンセプトからすると進学よりも技術者として若くから社会に出る人材育成を目標としている。大企業へ推薦で就職が決まる学生も多く、就職の良さから人気が高い。科研費申請資格がある研究機関でもあり、高専でレベルの高い研究を行っている先生は何人もいる。

　高専は一般的に県下第2の都市、つまり人口10万人前後のいわゆる田舎にあることが多いという立地面での特徴がある。そのような場所では、大学が身近なものではないことも多い。都市部に生まれ育つと、経済的な条件が許せば、大学進学は大方あたり前の選択肢となるが、そのような環境は実は、大都市圏か、各県の県庁所在地しかない。

　高専のある田舎の街までですら1時間かかるようなもっと田舎の地域だと、都市部へ出て大学進学することはなかなか難しい家庭環境の子どもも多くなる。しかし、大学に行くことはできなくても、高校の延長として、学費の安い高専になら入学が許される環境の子どもがいる。そのような境遇の学習意欲の高い子どもに、大学に劣らぬハイレベルな教育を受けさせてあげられる場所、そんな役割も高専の重要な機能である。高専で学ぶことで子どもたちは世界を知り、新たな土地で働くなどの、将来の選択肢を広げていくことが可能となる。

　私は田舎に暮らし、高専で働き、高専生を教えることで、いかに家庭環境が大きな問題なのか、そして教育が尊いかを実感した。私自身、比較的裕福で教育熱心な家庭に育ち、あたり前のように大学進学の選択肢があったので、このような経験がなければ感じなかったことかもしれない。最近、国際NGOのSave the Childrenが「この問題は本当に問題です。世界では子どもの6人に1人が学校に通えていません」という広告を出している。そのような過酷な世界の状況に比べると、初等教育の就学率がほぼ100％の日本は恵まれているかもしれない。しかし、現代の日本でも、地域や家庭環境が変われば、教育環境は全く異なるのが現実である。大学に行きたくても行けない子どもは、現代でも大勢いる。高専生から、本当は大学に行きたかったが家庭環境で無理だった、と話されたこともあるし、現在勤務している大学でも、学費が払えなくなり泣く泣く除籍となった学生もいた。状況はさまざまだ。

　研究は教育の向こうにある。学ぶことで世界が広がり、興味が広がり、自分の好奇心や探究心と正しく向き合うことができるようになり、研究をするようになる。教育や研究は、恵まれた者や優秀な者だけの特権であってはならない。誰でも、学びたい者は学ぶことができ、知りたいことについて解明していくことが許される世のなかであって欲しい。

　高専で過ごした時間で、他者の学びに対してできる限り協力的でありたいと意識するようになった。われわれはたまたま恵まれた平和な国の平和な時代に生まれ、恵まれた環境で教育を受け、研究環境に身を置くことが許されるようになっただけなのだ。何かに恵まれていなくとも、学びたい研究したいという尊い気持ちをもった若者がいれば、研究者ならその助けでありたいと私は思う。

森田理日斗
（岡山理科大学理学部
生物化学科）

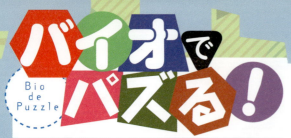

第16問
バラバラの腸

Profile 山田力志（アソビディア）

2006年，京都大学大学院理学研究科修了（博士）．'09年，名古屋大学大学院理学研究科助教，'12年，同特任助教，'14年に研究の道を離れ，パズル・トリックアートを中心にしたデザイン集団"ASOBIDEA（アソビディア）"を設立．「面白いをカタチに．」を合言葉に，イベントの実施や広告の制作などを行っている．三重県在住．
ウェブサイト：lixy.jp（個人），asobidea.co.jp（アソビディア）

問題にチャレンジ！

中央の灰色のエリアに，A～Gの7ピースのうち6つをはめて，左上（胃）から下（肛門）まで腸を1本につなげてください．エリア内でつながってない腸があってはいけません．つながったときに，使われなかったピースはどれでしょうか．A～Gの番号でお答えください．

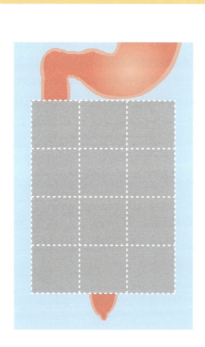

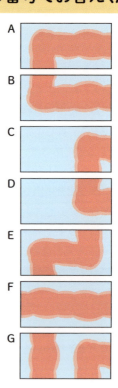

使われなかったピース ➡ □

久しぶりの図形パズル．今月のチャレンジ問題は「割れたシャーレ」（2017年10月号），「割れたゲル」（2018年1月号）に続き，ピースをはめていくパズルです．うまくピースを並べて，胃から肛門まで，腸をつなげてください．今回は"目で解く"のは厳しいかもしれません．実際にピースをつくって挑戦することをおすすめします．

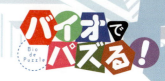

前回のこたえ

先月のチャレンジ問題「二字熟語を復元せよ！」の答えはこちら．①から順に「異所（いしょ）」「因子（いんし）」「分解（ぶんかい）」「脂質（ししつ）」ができ上がり，読みを50音順に並べると一番後ろの熟語は『分解』となります．今回は二文字ということもあり，比較的簡単に解けた

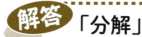

解答　「分解」
① 斤＋共＋田＋戸＝異所（いしょ）
② 了＋大＋一＋口＝因子（いんし）
③ 角＋八＋牛＋刀＋刀＝分解（ぶんかい）
④ 貝＋月＋匕＋日＋斤＋斤＝脂質（ししつ）

のではないでしょうか？ これらのパズル，どんな漢字でも適当に分解するとつくれるのですが，こうした場で出題する手前，少しこだわって，分解しても実在する漢字にしてみました．少し馴染みは薄いですが「匕」は「さじ」と読み「匙」や短刀を意味する「あいくち」の意味があります．「斤」は「おの」や「まさかり」を意味する他，重さの単位であったり，食パンのかたまりを数える単位として使われますね．

先月号の特集テーマは「脂肪の量と質を制御する」．脂肪と言えば，もっぱら自分の貯えが気になるところではありますが…．もう一つ，私自身の徳島大学でのポスドク時代を思い出しました．質量分析計を扱う研究室だったのですが，その解析対象の一つに，脂肪細胞の分泌タンパク質があったのです．もう10年以上も前ですので，そのころに比べると，ずいぶん脂肪細胞の理解も進んで，注目を浴びているようですね．個人的には，自分の体の脂肪を制御するべく定期的に運動をしようと改めて思ったしだいです．

では，また来月．どんなパズルが出題されるか，お楽しみに！

パズルに解答してプレゼントをもらおう

◆ **正解者プレゼント**
正解された方の中から抽選で，単行本『実験で使うとこだけ生物統計1　キホンのキ　改訂版』と小社オリジナルマスコットひつじ社員（仮）をセットで**1名様**にお送りします．

◆ **応募方法**
下記のいずれかの方法でご応募ください．ご応募期限は次号の発行までとなります．

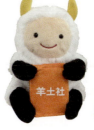
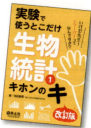

① **実験医学onlineからご応募**
小誌ウェブサイト実験医学online（www.yodosha.co.jp/jikkenigaku/）にある「バイオでパズる」のページからご回答いただけます．
※ご応募には羊土社会員への登録が必要となります．

② Twitter または Facebook からご応募
Twitterは「@Yodosha_EM」，Facebookは「@jikkenigaku」よりご応募いただけます．
詳しくは，いずれかの実験医学アカウントをご覧ください．

※プレゼント当選者の発表はプレゼントの発送をもって代えさせていただきます．

実験医学

編集日誌

「実験医学」を編集していると，科学のことや本のことなど興味深い話題に数多く接します．本コーナーでは，編集部員が日々の活動の中で感じたこと，面白かったことをご紹介いたします．ぜひお付き合いいただけましたら幸いです．

編集部より

📝 この「編集日誌」の近くに，「Opinion－研究の現場から」というコーナーがあります．若手研究者の声を届ける1ページの誌面ですが，さりげなく連載100回（約8年！）を超し，デザインも少しリニューアルしていたことにお気づきでしょうか．

本コーナー開始から今に到るまで，最も多くのご執筆をいただいているのが，生化学若い研究者の会（生化若手）キュベット委員会です．ちょうど先日，第91回日本生化学会大会の場で，生化若手創立60周年記念祝賀会が行われ，私も参加させていただきました．式典では，歴史を約10年ごとに区切り，その世代に活躍した会員が当時の様子をプレゼンする趣向が凝らされました．長い歴史に感嘆し，端々に挟まれた笑いを大いに楽しませていただきました．名誉教授から大学院生まで世代は違えど，青春を懸けた生化若手について語る顔はみな輝いていると思いました．

学生主体の会なので，メンバーは毎年入れ替わります．数年お世話になった先生が委員を退かれるとき，少し寂しく思うこともあります．しかし，その後も学会場で声をかけていただいたり，研究あるいは別のフィールドで活躍されている姿を拝見した時など，コーナー担当をしていることがとても嬉しく思えています．生化学若い研究者の会のますますの発展を誌面からお祈りいたします．（本）

📝 日本科学未来館で開催されていた「デザインあ展」に行ってきました．NHKに同名の番組があり，そのコンセプトを体験できる展示会でした．番組のことを知らなかったため，なぜ未来館でデザインを扱うのか？と疑問を持ちながら足を運びました．

展示物はどれも奇怪なものでした．複雑な形状をピクトグラムに落とし込む作品，そこら辺の看板の文字から特徴を抽出して，その字体に合わせた「あ」を列挙した作品，概念をとらえ間違えたデザインがいかに不便で発展性がないかを示した作品など，説明書きを読まずに見ると，メッセージを読み解くのに頭を使うものが多くありました．

未来館でデザインを題材にした展示会を催した理由――もうお気づきでしょうか？複雑そうに見える事象を「観察」→「体感」→「概念の把握・抽出」といったデザイン化のフローが，まさに自然科学での発見や技術開発のプロセスと共通しており，それを体感させることを目的としたようです．自分の研究生活を振り返ったとき，当初の目的であった「概念をとらえる」のはすっ飛んで，細々とした日々の実験結果だけに右往左往していなかったかな…と今だからこそ見える気づきがありました．（藤）

📝 近年は猛烈な暑さや記録的な豪雨などが頻繁に観測され，ここ数十年の間に気候が大きく変わってしまったかのようですが，それに加えて今年は自然災害の脅威をまざまざと見せつけられる年となっています．

私は小学校の卒業文集に，将来なりたい職業として「気象庁の予報官」と書いていました．小学生にしては渋い（？）回答だった気もしますが，当時からラジオの気象通報を聞いて天気図を書いたりしていましたし，台風が接近したときにはテレビの台風情報を食い入るように見ていました．その後，大学受験が近づくにつれて数学と物理の成績が振るわなくなり，それとともに興味の対象が物理学から化学，生物学へと移行して現在に至っています．

先日，ふと書店で気象に関する書籍の売り場に寄って立ち読みをしてみると，子供のころを思い出して無性に心が躍りました．もし当時の夢を叶えていたら、気象防災業務の最前線で近年の自然災害と向き合っていたかもしれません．

予報の精度が上がり，防災情報が迅速に提供されるようになった今，いざというときに適切な行動を取ることができるよう日頃から防災意識を高めて準備しておくことの重要性を，自戒を込めて肝に銘じたいと思います．（岩）

本誌へのご意見をお寄せください

編集部では，読者の方からの「実験医学」へのご意見・ご感想をお待ちしております．件名を「編集部まで」として，em_reader@yodosha.co.jp 宛にEメールにてお送りください．いただきましたご意見・ご感想は今後の誌面の参考とさせていただきます．

INFORMATION

～人材募集，大学院生募集・説明会，
　学会・シンポジウムや研究助成などのご案内～

INFORMATIONコーナーの最新情報は
ホームページでもご覧になれます　随時更新中！

新着情報・バックナンバーを下記URLで公開中

 www.yodosha.co.jp/jikkenigaku/info/

●新着情報をお手元にお知らせ！　月4回配信の羊土社ニュースで随時，新着情報をお知らせします

掲載ご希望の方は本コーナー3190ページをご覧下さい

 北海道大学 遺伝子病制御研究所 共同利用・共同研究拠点
「正常上皮細胞と変異細胞間の細胞競合（第8回 細胞競合コロキウム）」参加者募集中！

細胞競合とは「異なるタイプの上皮細胞が互いに生存を争う現象」です．ショウジョウバエから哺乳類にいたるさまざまな動物種において，個体発生やがんの進展などの多様なプロセスに関わっていることが最近の研究で明らかになってきました．「細胞競合コロキウム」はこの新規な研究分野のさらなる発展を目指して2012年にスタートしました．細胞競合研究を行っている（あるいは興味を持っている）若手の研究者に研究発表と相互交流の機会を提供することを目的にしています．将来の細胞競合研究を担う若者よ，いざ来れ！

【日　時】2019年3月14日（木）　13：00～19：00
　　　　　2019年3月15日（金）　10：30～19：00
　　　　　2019年3月16日（土）　10：30～19：00
【場　所】北海道大学　遺伝子病制御研究所および定山渓ビューホテル
【プログラム】演題・演者は参加者が決まり次第作成します．発表は学生・ポスドク・若いスタッフを中心に行います．基本的にPIは発表を行わない予定です．
【発起人】井垣達史（京都大学），藤田恭之（北海道大学）
【申込み・問合せ】藤田恭之（yasu@igm.hokudai.ac.jp）あるいは事務担当（suisin@igm.hokudai.ac.jp）まで御連絡下さい．また，新学術領域「細胞競合 ― 細胞社会を支える適者生存システム」の共催となります．

月刊 実験医学 INFORMATIONコーナーに あなたの情報をご掲載ください

「実験医学INFORMATION」では，人材募集，大学院生募集・説明会のご案内，学会やシンポジウム・研究助成などの研究に関わるご案内の掲載を随時募集しています．

読者の注目度や反響の大きい本コーナーを情報発信の場としてぜひご活用ください!

本コーナーに掲載をお申込いただくと，2つの異なる媒体に掲載されます

媒体1 **『実験医学』本誌** 毎月20日発行

媒体2 **『実験医学ホームページ』に誌面掲載に先がけて，全文掲載!**

★実験医学ホームページのみの掲載も承ります．お急ぎのご案内の際にご利用下さい!

さらに，次の2つの特典があります

特典1 **メールマガジン「羊土社ニュース」**（登録者数27,000人）**の実験医学INFORMATION新着情報コーナーへタイトルを掲載!**

特典2 **「羊土社ニュース」の 広告掲載料10%割引** ※35文字×7～8行 ¥60,000→¥54,000（税別）に割引
誌面と合わせて「羊土社ニュース」に広告を掲載いただくと，効果も倍増! 料金もお得です．

お申込について

掲載申込みはホームページの掲載申込フォームにて24時間受付中!
文字数・行数計算機能付き! 便利な下書テンプレートもダウンロードできます．

お申込はコチラから ➡ **www.yodosha.co.jp/jikkenigaku/info/**

申込要項

［掲載料金（税別）］

❶ **1ページ広告** 掲載料金：4色1ページ 150,000円，1色1ページ 90,000円

❷ **1/2ページ広告** 掲載料金：1色1/2ページ 55,000円

※広告原稿をお持ちでない場合は，1色広告に限り弊社が用意するひな形を使った簡単な版下制作を承ります．
制作費［1色1P：10,000円，1色1/2P：6,000円］（制作期間を2週間程度いただきます）

❸ **1/3ページ広告** ※掲載可能文字数は全角800字以内（本文 1行57字 × 最大14行 まで）

- 人材などの募集のご案内 掲載料金：40,000円
- 大学院生募集・大学院説明会のご案内 掲載料金：20,000円
- シンポジウムや学会，研究助成などのご案内 掲載料金：20,000円
- 共同機器利用・共同研究・技術講習会のご案内 掲載料金：20,000円

㊢ **複数月連続** でお申し込みいただきますと，掲載料が割引となります．詳細は，下記担当者までお問い合わせください．

［申込締切］ 毎月 15日（翌月20日発行号掲載）
※お申込いただける最も早い掲載号は上記お申込ページでご確認いただけます．

［問合せ先］ 羊土社「実験医学」INFORMATION係
TEL：03-5282-1211，FAX：03-5282-1212，E-mail：eminfo@yodosha.co.jp

「実験医学」取扱店一覧 ❶

■ 北海道
◎ 札幌
　紀伊國屋書店　札幌店　011-231-2131
　コーチャンフォー　美しが丘店　011-889-2000
　コーチャンフォー　札幌ミュンヘン大橋店
　　　　　　　　　　　　　011-817-4000
　コーチャンフォー　新川通り店　011-769-4000
　札幌医科大学　大学書房　丸善キャンパスショップ
　　　　　　　　　　　　　011-616-0057
　三省堂書店　札幌店　011-209-5600
　東京堂書店　北24条店　011-756-2570
　北海道大学生協　書籍部クラーク店
　　　　　　　　　　　　　011-736-0916
　北海道大学生協　書籍部北部店　011-747-2182
　MARUZEN＆ジュンク堂書店　札幌店
　　　　　　　　　　　　　011-223-1911
◎ 石狩
　酪農学園大学生協　011-386-7281
◎ 小樽
　喜久屋書店　小樽店　0134-31-7077
◎ 函館
　昭和書房　0138-54-3316
　北海道大学生協　書籍部水産店　0138-41-3109
◎ 旭川
　コーチャンフォー　旭川店　0166-76-4000
　三省堂書店　旭川医大店　0166-68-2773
　ジュンク堂書店　旭川店　0166-26-1120
◎ 北見
　コーチャンフォー　北見店　0157-26-1122
◎ 帯広
　帯広畜産大学生協　0155-48-2284
◎ 釧路
　コーチャンフォー　釧路店　0154-46-7777
　蔦屋書店　運動公園通り店　0154-37-6112

■ 青森
　紀伊國屋書店　弘前店　0172-36-4511
　ジュンク堂書店　弘前中三店　0172-34-3131
　弘前大学生協　医学部店書籍部　0172-35-3275
　弘前大学生協　文京店書籍部　0172-33-3742

■ 岩手
　岩手大学生協　0196-52-2028
　エムズエクスポ　盛岡店　019-648-7100
　ジュンク堂書店　盛岡店　019-601-6161
　東山堂　北日本医学書センター　019-637-3831
　丸善　岩手医科大学売店　0196-51-7452
　丸善　岩手医科大学矢巾売店　019-697-1651

■ 宮城
　アイエ医書センター　022-738-8670
　アイエ書店　薬大売店　022-234-4181
　東北学院大学生協　泉店　022-375-1146
　東北大学生協　片平店書籍部　022-264-0706
　東北大学生協　工学部店　022-261-4190
　東北大学生協　星陵店書籍部　022-275-1093
　東北大学生協　農学部店　022-275-7331
　東北大学生協　薬学店　022-263-0126
　丸善　仙台アエル店　022-264-0151
　ヤマト屋書店　仙台三越店　022-393-8541

■ 秋田
　秋田大学生協　本道店　018-831-5806
　ジュンク堂書店　秋田店　018-884-1370
　西村書店　秋田MB　018-835-9611

■ 山形
　高陽堂書店　0236-31-6001
　戸田書店　三川店　0235-68-0015
　山形大学生協　飯田店書籍部　0236-42-4590
　山形大学生協　小白川店書籍部　023-641-4365
　山形大学生協　鶴岡店　0235-25-6993
　山形大学生協　米沢店　0238-21-2713

■ 福島
　岩瀬書店　中合店　024-521-3022
　紀伊國屋書店　福島県立医科大学ブックセンター
　　　　　　　　　　　　　0245-48-2533
　ジュンク堂書店　郡山店　024-927-0440

■ 茨城
　ACADEMIA　イーアスつくば店　029-868-7407
　茨城大学生協　阿見店　029-887-4312
　志学書店　茨城医療大店　029-887-6317
　丸善　筑波大学医学学群売店　029-858-0424
　丸善　筑波大学第二学群売店　029-585-0421

■ 栃木
　うさぎや　自治医大店　0285-44-7637
　宇都宮大学生協　峰店　028-636-5723
　落合書店　宝木店　028-650-2211
　大学書房　自治医大店　0285-44-8061
　大学書房　獨協医大店　0282-86-2850
　廣川書店　獨協医大店　0282-86-2960

■ 群馬
　紀伊國屋書店　前橋店　027-220-1830
　群馬大学生協　昭和店　027-233-9558
　ケヅカ書店　0276-72-4646
　戸田書店　高崎店　027-363-5110
　廣川書店　高崎本店　0273-22-4804
　廣川書店　前橋店　027-231-3077

■ 埼玉
　紀伊國屋書店　さいたま新都心店　048-600-0830
　紀伊國屋書店　理研BIC　048-450-1000
　埼玉大学生協書籍部　048-854-9342
　三省堂ブックポート大宮　048-646-2600
　大学書房　大宮店　048-648-5643
　戸田書店　熊谷店　048-599-3232
　Book Depot 書楽　048-859-4946
　文光堂書店　埼玉医科大学店　0492-95-2170

■ 千葉
　紀伊國屋書店　流山おおたかの森店
　　　　　　　　　　　　　04-7156-6111
　くまざわ書店　ペリエ千葉店　043-202-2900
　三省堂書店　千葉そごうブックセンター
　　　　　　　　　　　　　043-245-8331
　志学書店　043-224-7111
　ジュンク堂書店　南船橋店　047-401-0330
　千葉大学生協　亥鼻店　043-222-4912
　千葉大学生協　ブックセンター　043-254-1825
　東京大学生協　柏店　0471-35-8117
　東京理科大学生協　野田店　04-7122-9316
　東邦大学生協　習志野店　0474-70-2092
　丸善　津田沼店　0474-70-8313
　宮脇書店　印西牧の原店　0476-40-6325

■ 東京
◎ 千代田区
　三省堂書店　本店メディカルブックセンター
　　　　　　　　　　　　　03-3233-3312
　三省堂書店　有楽町店　03-3292-7653
　日本歯科大学売店内河合　03-3261-4375
　丸善　お茶の水店　03-3295-5581
　丸善　丸の内本店　03-5288-8881
◎ 中央区
　丸善　日本橋店　03-6214-2001
　八重洲ブックセンター　03-3281-1811
◎ 港区
　慶應義塾大学生協　芝共立店　03-6432-4207
　東京海洋大学生協　03-3471-2163
　東京大学生協　医科研店　03-3449-8946
　文永堂書店（慈恵医大内）　03-3431-5805
　明文館（慈恵医大内）　03-3431-6671
◎ 新宿区
　紀伊國屋書店　本店　03-3354-0131
　慶應義塾大学生協　信濃町店　03-3341-6355
　三省堂書店　女子医大店　03-3203-8346
　ブックファースト　新宿店　03-5339-7611
　早稲田大学生協　理工店　03-3200-6083
◎ 文京区
　お茶の水女子大学生協　03-3947-9449
　東京医科歯科大学生協　03-3818-5232
　東京大学生協　農学部店　03-3812-0577
　東京大学生協　本郷書籍部　03-3811-5481
　文光堂書店　本郷店　03-3815-3521
　文光堂書店　日医大店　03-3824-3322
　鳳文社　03-3811-7700
◎ 品川区
　医学書店　03-3783-9774
　昭和大学生協　書籍店　03-3788-2322
◎ 目黒区
　東京大学生協　駒場書籍部　03-3469-7145
　東京大学生協　先端研店　03-5452-6700
◎ 大田区
　東邦稲垣書店　03-3766-0068
　丸善　東邦大学売店　03-5753-1466
◎ 世田谷区
　紀伊国屋書店　玉川高島屋店　03-3709-2091
　東京農業大学生協　03-3427-5713
◎ 渋谷区
　MARUZEN＆ジュンク堂書店　渋谷店
　　　　　　　　　　　　　03-5456-2111
◎ 豊島区
　ジュンク堂書店　池袋店　03-5956-6111
　三省堂書店　池袋本店　03-6864-8900
◎ 板橋区
　帝京ブックセンター　03-6912-4081
　文光堂書店　板橋日大店　03-3958-5224
◎ 八王子市
　くまざわ書店　八王子店　0426-25-1201
　首都大学東京生協　0426-77-1413
　東京薬科大学生協　0426-76-6368
　有隣堂　八王子購買部（東京工科大学）
　　　　　　　　　　　　　0426-35-5060
◎ 多摩
　オリオン書房　ノルテ店　042-527-1231
　木内書店　042-345-7616
　コーチャンフォー　若葉台店　042-350-2800
　ジュンク堂書店　吉祥寺店　0422-28-5333
　ジュンク堂書店　立川高島屋店　042-512-9910
　東京学芸大学生協　042-324-6225
　東京農工大学生協　工学部店　042-381-7223
　東京農工大学生協　農学部店　042-362-2108
　文光堂書店　杏林大学売店　0422-48-0335
　法政大学生協　小金井購買書籍部　042-381-9140
　MARUZEN　多摩センター店　042-355-3220
　明治薬科大学生協　0424-95-8443

■ 神奈川
　ACADEMIA　港北店　045-914-3320
　麻布大学生協　042-754-1380
　紀伊國屋書店　聖マリアンナ医大店
　　　　　　　　　　　　　044-977-8721
　紀伊國屋書店　横浜店　045-450-5901
　慶應義塾大学生協　矢上店　045-563-0941
　三省堂書店　新横浜店　045-478-5520
　ジュンク堂書店　藤沢店　0466-52-1211
　立野商店　0466-82-8065
　田中歯科器械店（神奈川歯科大内）　046-826-1441
　東京口腔病理大すずかけ台店　045-922-0743
　阪急ブックファースト　青葉台店　045-989-1781
　丸善　東海大学伊勢原売店　0463-91-0460
　丸善　明治大学ブックセンター店　044-920-6251
　丸善　ラゾーナ川崎店　044-520-1869
　有隣堂　医学書センター　045-261-1231
　有隣堂　北里大学売店　0427-78-5201
　有隣堂　横浜駅西口医学書センター　045-311-6265
　横浜市立大学生協　医学部福浦店　045-785-0601
　横浜市立大学生協　本部店　045-783-6649

■ 山梨
　ジュンク堂書店　岡島甲府店　055-231-0606
　丸善　山梨大学医学部購買店　055-220-4079
　明倫堂書店　甲府店　055-274-4331
　山梨大学生協　055-252-4757

■ 長野
　信州大学生協　工学部店　0262-26-3588
　信州大学生協　繊維学部店　0268-27-4978
　信州大学生協　医学部店　0265-78-9403
　信州大学生協　松本書籍部　0263-37-2983
　平安堂　長野店　026-224-4545
　丸善　松本店　0263-31-8171
　宮脇書店　松本店　0263-24-2435
　明倫堂書店　0263-35-4312

■ 新潟
　紀伊國屋書店　新潟店　025-241-5281
　考古堂書店　025-229-4050
　考古堂書店　新潟大学医学部店　025-223-6185
　ジュンク堂書店　新潟店　025-374-4411
　新潟大学生協　025-262-6095
　新潟大学生協　池原店　025-223-2565
　西村書店　025-223-2388
　文信堂書店　技大店　0258-46-6437
　宮脇書店　長岡店　0258-31-3700

■ 富山
　紀伊國屋書店　富山店　076-491-7031
　富山大学生協　工学部店　0764-31-6383
　富山大学生協　五福店　0764-33-3080
　中田図書販売　大泉本社　0764-21-0100
　中田図書販売　富山大学杉谷キャンパス売店
　　　　　　　　　　　　　0764-34-0929
　Books なかだ本店　専門書館　0764-92-1197

■ 石川
　金沢大学生協　医学店　076-264-0583
　金沢大学生協　医学部保健学科店　0762-22-0425
　金沢大学生協　角間店　076-224-0905
　金沢大学生協　自然科店　076-231-7461
　金沢ビーンズ明文堂書店　金沢県庁前本店
　　　　　　　　　　　　　076-239-4400
　紀伊國屋書店　金沢医大ブックセンター
　　　　　　　　　　　　　076-286-1874
　前田書店　076-261-0055

■ 福井
　勝木書店　新二の宮店　0776-27-4678
　勝木書店　福井大学医学部店　0776-61-3300
　紀伊國屋書店　福井店　0776-28-9851
　福井大学生協　0776-21-2956

「実験医学」取扱店一覧 ❷

■岐阜
岐阜大学生協　医学部店	058-230-1164
岐阜大学生協　中央店	058-230-1166
自由書房　新高島屋店	058-262-5661
丸善　朝日大学売店	058-327-7506
丸善　岐阜店	058-297-7008

■静岡
ガリバー　浜松店	053-433-6632
静岡大学生協　静岡店	054-237-1427
戸田書房　静岡本店	054-205-6111
マルサン書店　仲見世店	0559-63-0350
谷島屋　浜松本店	053-457-4165
谷島屋　浜松医大売店	053-433-7837
MARUZEN＆ジュンク堂書店　新静岡店	054-275-2777

■愛知
大竹書店	052-262-3828
岡崎国立共同研究機構生協ショップ	0564-58-9210
三省堂書店　名古屋高島屋店	052-566-8877
三省堂書店　名古屋本店	052-566-6801
ジュンク堂書店　名古屋店	052-589-6321
ジュンク堂書店　ロフト名古屋店	052-249-5592
精文館書店　技科大店	0532-47-0624
ちくさ正文館　名城大学内ブックショップ	052-833-8215
名古屋工業大学生協	052-731-1600
名古屋市立大学生協　医学部店	052-852-7346
名古屋市立大学生協　薬学部店	052-835-6864
名古屋大学生協　医学部店	052-731-6815
名古屋大学生協　Booksフロンテ	052-781-9819
丸善　愛知医大売店	052-264-4811
MARUZEN　名古屋本店	052-238-0320
丸善　藤田保健衛生大学売店	0562-93-2582

■三重
三重大学生協　翠陵会館第一書籍部	0592-32-5007
三重大学生協　BⅡ店	0592-32-9531
ワニこ書店	0592-31-3000

■滋賀
大垣書店　フォレオ大津一里山店	077-547-1020
滋賀医科大学生協	077-548-2134
滋賀県立大学生協	0749-25-4830
立命館大学生協びわこ・くさつ店	077-561-3921

■京都
大垣書店　イオンモールKYOTO店	075-692-3331
ガリバー京大病院店	075-761-0651
ガリバー京都店	075-751-7151
京都工芸繊維大学生協	075-702-1133
京都大学生協　宇治店	0774-38-4388
京都大学生協　南部ショップ	075-752-1686
京都大学生協　吉田生協会館	075-753-7632
京都大学生協　ルネ	075-771-7336
京都府立医科大学生協　医学部店	075-251-5964
京都府立大学生協	075-723-7263
ジュンク堂書店　京都店	075-252-0101
神陵文庫　京都営業所	075-761-2181
辻井書院	075-791-3863
同志社大学生協　書籍部京田辺店	0774-65-8372
丸善　京都本店	075-253-1599

■大阪
アゴラブックセンター	072-621-3727
大阪市立大学生協　医学部店	06-6645-3641
大阪大学生協　医学部店	06-6878-7062
大阪大学生協　工学部店	06-6877-6639
大阪大学生協　豊中店	06-6841-4949
大阪府立大学生協	0722-59-1736
紀伊國屋書店　梅田本店	06-6372-5824
紀伊國屋書店　大阪薬科大学ブックセンター	06-6372-5824
紀伊國屋書店　近畿大学医学部ブックセンター	072-690-1097
紀伊國屋書店　グランフロント大阪店	072-368-6190
近畿大学生協	06-7730-8451
ジュンク堂書店　大阪本店	06-6725-3311
	06-4799-1090
ジュンク堂書店　近鉄あべのハルカス店	06-6626-2151
ジュンク堂書店　高槻店	072-686-5300
ジュンク堂書店　難波店	06-4396-4771
神陵文庫　大阪支店	06-6223-5511
神陵文庫　大阪医科大学店	0726-83-1161
神陵文庫　大阪大学医学部病院店	06-6879-6581
摂南大学　薬学部売店	072-866-3287
MARUZEN＆ジュンク堂書店　梅田店	06-6292-7383
ワニコ書店　枚方店	072-841-5444

■兵庫
関西学院大学生協　神戸三田キャンパス店	079-565-7676
紀伊國屋書店　姫路獨協大学BIC	0792-22-0852
紀伊國屋書店　兵庫医科大学売店	0798-45-6446
紀伊國屋書店　兵庫医療大学BC	078-304-3116
好文社	078-974-1734
神戸大学生協　医学部メディコ・アトリウム店	078-371-1435
神戸大学生協　学生会館店	078-881-8847
神戸大学生協　ランス店	078-881-8484
ジュンク堂書店　三宮店	078-392-1001
ジュンク堂書店　姫路店	079-221-8280
神陵文庫　本社	078-511-5551
神陵文庫　西宮店	0798-45-2427
兵庫県立大学生協　播磨理学キャンパス店	07915-8-0007

■奈良
奈良栗田書店	0744-22-8657
奈良女子大学生協	0742-26-2036

■和歌山
神陵文庫　和歌山店	073-444-7766
TSUTAYA WAY ガーデンパーク和歌山店	073-480-5900
和歌山県立医科大学生協	073-448-1161
和歌山大学生協	073-452-8497

■鳥取
鳥取大学生協	0857-28-2565
鳥取大学生協　医学部ショップ	0859-31-6030

■島根
島根井上書店	0853-22-6577
島根大学生協　医学部店	0853-31-6322
島根大学生協　ショップ書籍部	0852-32-6242

■岡山
岡山大学生協	086-256-4100
岡山大学生協　コジカショップ	086-256-7047
喜久屋書店　倉敷店	086-430-5450
紀伊國屋書店　クレド岡山店	086-212-2551
神陵文庫　岡山営業所	086-223-8387
泰山堂書店　川崎医大売店	086-462-2822
泰山堂書店　鹿田本店	086-226-3211
津山ブックセンター	0868-26-4047
丸善　岡山シンフォニービル店	086-233-4640

■広島
井上書店	082-254-5252
紀伊國屋書店　広島店	082-225-3232
紀伊國屋書店　ゆめタウン広島店	082-250-6100
ジュンク堂書店　広島駅前店	082-568-3000
神陵文庫　広島営業所	082-232-6007
広島大学生協　霞コープショップ	082-257-5943
広島大学生協　北1コープショップ	082-423-8285
広島大学生協　西2コープショップ	082-424-0920
フタバ図書　TERA広島府中店	082-561-0771
MARUZEN　広島店	082-504-6210

■山口
井上書店　宇部店	0836-34-3424
山口大学生協　医心館ショップ	0836-22-5067
山口大学工学部ショップ	0836-35-4433

■徳島
紀伊國屋書店　徳島店	088-602-1611
久米書店	088-623-1334
久米書店　徳島大前店	088-632-2663
徳島大学生協　蔵本店	088-633-0691
徳島大学生協　常三島ショップ	088-652-3248

■香川
香川大学生協　農学部店	087-898-9023
ジュンク堂書店　高松店	087-832-0170
宮脇書店　本店	087-851-3733
宮脇書店　香川大学医学部店	087-898-4654
宮脇書店　総本店	087-823-3152

■愛媛
愛媛大学生協　城北店	089-925-5801
愛媛大学生協　農学部店	089-933-1525
紀伊國屋書店　いよてつ高島屋店	089-932-0005
ジュンク堂書店　松山店	089-915-0075
新丸三書店	089-955-7381
新丸三書店　愛媛医大店	089-964-1652
宮脇書店　新居浜本店	0897-31-0586

■高知
金高堂本店	088-822-0161
金高堂　高知大学医学部店	088-866-1461
高知大学生協　朝倉書籍店	0888-40-1661

■福岡
井上書店　小倉店	093-533-5005
喜久屋書店　小倉店	093-514-1400
紀伊國屋書店　久留米店	0942-45-7170
紀伊國屋書店　福岡本店	092-434-3100
紀伊國屋書店　ゆめタウン博多店	092-643-6721
九州工業大学生協　飯塚店	0948-24-8424
九州工業大学生協　戸畑店	093-883-0498
九州神陵文庫　本社	092-641-5555
九州神陵文庫　九州歯科大店	093-571-5453
九州神陵文庫　久留米大学医学部店	0942-34-8660
九州神陵文庫　福岡大学医学部店	092-801-1011
九州大学生協　医系書籍部	092-651-7134
九州大学生協　蛟竜舎店	092-805-7700
九州大学生協　理農店	092-642-1755
ジュンク堂書店　福岡店	092-738-3322
白石書店　産業医科大学売店	093-693-8300
ブックセンタークエスト　小倉本店	093-522-3912
MARUZEN　博多店	092-413-5401

■佐賀
紀伊國屋書店　佐賀大学医学部ブックセンター	0952-30-0652
紀伊國屋書店　佐賀店	0952-36-8171
佐賀大学生協　大学会館店	0952-25-4451

■長崎
紀伊國屋書店　長崎店	095-811-4919
長崎大学生協　医学部店	095-849-7159
長崎大学生協　文教店	095-845-5887

■熊本
九州神陵文庫　熊本大学医学部病院店	096-373-5884
金龍堂書店　まるぶん店	096-356-4733
熊本大学生協　薬学店	096-373-5433
熊本大学生協　薬学部	096-362-0990

■大分
紀伊國屋書店　大分店	097-552-6100
九州神陵文庫　大分営業所	097-549-3133
九州神陵文庫　大分大学医学部店	097-549-4881
ジュンク堂書店　大分店	097-536-8181
明林堂書店　大分本店	097-573-3400

■宮崎
南九州大学生協	0983-22-0061
宮崎大学生協	0985-58-0692
メディカル田中	0985-85-2976

■鹿児島
鹿児島大学生協　桜ヶ丘店	099-265-4339
鹿児島大学生協　中央店	099-257-6710
九州神陵文庫　鹿児島営業所	099-225-6668
紀伊国屋書店　鹿児島店	099-812-7000
ジュンク堂書店　鹿児島店	099-216-8838
ブックスミスミオプシア	099-813-7012

■沖縄
ジュンク堂書店　那覇店	098-860-7175
戸田書店　豊見城店	098-852-2511
琉球光和考文堂	098-945-5050
琉球大学生協　中央店	098-895-6085

■ 上記の取扱店へご注文いただければ通常より早くお届けできます。

■ 羊土社の出版情報はホームページで…
URL：http://www.yodosha.co.jp/

【営業部連絡先】
TEL 03-5282-1211　FAX 03-5282-1212
E-mail : eigyo@yodosha.co.jp

レジデントノート

日常診療の疑問を解決できる！大好評の臨床医学雑誌

プライマリケアと救急を中心とした総合誌

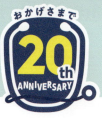
おかげさまで 20th ANNIVERSARY

レジデントノートは研修医・指導医にもっとも読まれている研修医のための雑誌です

❶ 実践的ですぐに役立つ
…臨床の第一線で活躍中の医師が，研修医の声と最新のエビデンスを踏まえて解説します

❷ 日常診療の基本を丁寧に解説
…日常診療の「困った」への具体的な対応を手とり足とり解説します

❸ 研修で悩むあれこれをサポート
…プレゼンのコツや後期研修情報など，臨床研修で必要なさまざまなテーマに対応．かゆいところに手が届く内容満載です

❹ 上級医の方にも読まれています
…知識のブラッシュアップ，指導の際のテキストにも使われています

月刊　B5判　毎月1日発行　定価（本体2,000円＋税）

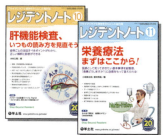

【特集テーマ】
- 10月号　肝機能検査、いつもの読み方を見直そう！
- 11月号　栄養療法 まずはここから！
- 12月号　救急で慌てない！出血の診かた（仮題）
- 1月号　せん妄に対応できる（仮題）

【好評連載】
- Step Beyond Resident
- よく使う日常治療薬の使い方
- みんなで解決！病棟のギモン　…ほか

増刊　B5判　年6冊発行　定価（本体4,700円＋税）

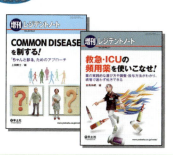

月刊レジデントノートのわかりやすさで，1つのテーマをより広く，より深く

- COMMON DISEASEを制する！
  □ 2018年8月発行
- 救急・ICUの頻用薬を使いこなせ！
  □ 2018年10月発行
- 研修医に求められる消化器診療のエッセンス
  □ 2018年12月発行

2018年度 年間定期購読料（国内送料サービス）

- 通常号（月刊）：定価（本体24,000円＋税）
- 通常号（月刊）＋増刊：定価（本体52,200円＋税）
- 通常号（月刊）＋WEB版（月刊）：定価（本体27,600円＋税）
- 通常号（月刊）＋増刊＋WEB版（月刊）：定価（本体55,800円＋税）

URL：www.yodosha.co.jp/rnote/

発行　羊土社 YODOSHA　〒101-0052　東京都千代田区神田小川町2-5-1　TEL 03(5282)1211　FAX 03(5282)1212
E-mail：eigyo@yodosha.co.jp
URL：www.yodosha.co.jp/

ご注文は最寄りの書店，または小社営業部まで

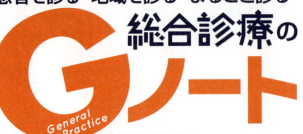

実験医学online 公開中コンテンツのご案内

特集概論を,ウェブでご覧いただけるようになりました！

2018年7月号より,特集概論をウェブで公開しています.
該当号の紹介ページから,誰でも,いつでもご覧いただけます！

YouTubeで スペシャルMVを聴こう

実験医学別冊「あなたのタンパク質精製、大丈夫ですか？」（2018年8月発行）の発行に合わせて，編者の胡桃坂仁志先生が新曲「大丈夫？ タンパク質」をリリース！

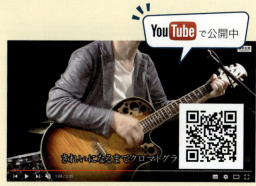

YouTubeで公開中

 www.yodosha.co.jp/jikkenigaku/   twitter.com/Yodosha_EM   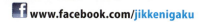 www.facebook.com/jikkenigaku

---

「実験医学11月号」広告 INDEX

〈ア行〉
- ㈱朝倉書店 .... 後付 5
- 岩井化学薬品㈱ .... 表 3
- エッペンドルフ㈱ .... 記事中 3144

〈サ行〉
- ソニーイメージングプロダクツ＆ソリューションズ㈱
  .... 表 4

〈タ行〉
- ㈱ダイナコム .... 後付 4
- ㈱東京化学同人 .... 後付 1
- 東京バイオマーカー・イノベーション技術研究組合
  .... 記事中 3106

〈ナ行〉
- ㈱夏目製作所 .... 後付 7
- ㈱ニッピ .... 後付 2
- ニュー・イングランド・バイオラボ・ジャパン㈱
  .... 表 2

〈ハ行〉
- プロメガ㈱ .... 前付 1

〈マ行〉
- ㈱マトリクソーム .... 後付 3
- ㈱メディカル・サイエンス・インターナショナル
  .... 後付 8

実験医学onlineの「本号詳細ページ（www.yodosha.co.jp/es/9784578125130/）」→「掲載広告・資料請求」タブより，掲載広告を閲覧および資料請求いただけます．

FAX 03(3230)2479   **MAIL** adinfo@aeplan.co.jp   **WEB** http://www.aeplan.co.jp/

広告取扱　エー・イー企画

実験医学 バックナンバーのご案内

生命を科学する 明日の医療を切り拓く

月刊ラインナップ

● 毎月1日発行　● B5判　● 定価（本体2,000円＋税）

最先端トピックを取り上げ，第一線の研究者たちが，それぞれの視点から研究を紹介！

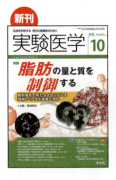 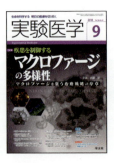 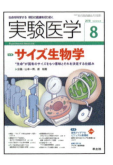 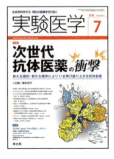 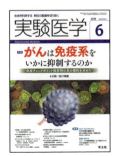

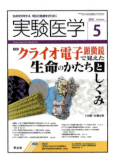 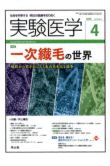 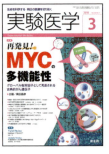 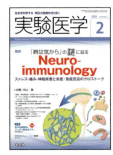 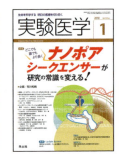

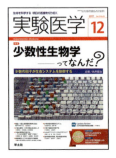 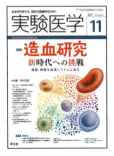 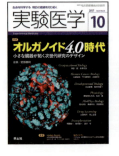 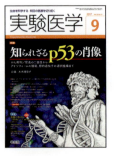 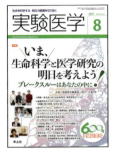

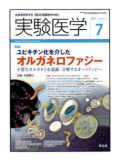 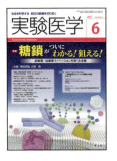 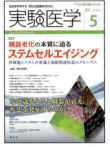 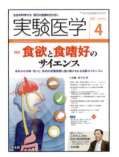 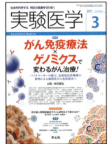

エッセンシャル生化学 第3版

C. W. Pratt, K. Cornely 著
須藤和夫・山本啓一
堅田利明・渡辺雄一郎 訳

B5変型判　カラー
624ページ　本体6300円

生化学の基本事項と最新の知識をわかりやすく解説した初学者向教科書の改訂版. 第3版では章末問題が大幅に増え充実.

ストライヤー 生化学 第8版

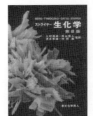

Berg, Tymoczko, Gatto, Stryer 著
入村達郎・岡山博人
清水孝雄・仲野 徹 監訳

A4変型判　カラー
1152ページ　本体13000円

40年以上世界的に読まれ続けている教科書の最新版. ゲノム編集をはじめ, 最新知見を取入れさらに充実.

分子生物学
ゲノミクスとプロテオミクス

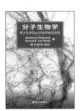

J. Zlatanova, K. E. van Holde 著
田村隆明 監訳

B5判　カラー
608ページ　本体5200円

現代的視点をもつ分子生物学の教科書. ダイナミックで魅力的な図をふんだんに使って, 基礎から最新の進歩までを解説.

基礎講義 遺伝子工学 II
アクティブラーニングにも対応

深見希代子・山岸明彦 編
A5判　カラー　192ページ　本体2500円

遺伝子工学で汎用される応用技術の原理を半期で学べるコンパクトな教科書. 図が多く, 付属自習用講義動画と演習問題で学生の主体的学習を後押しする. I巻(基礎編)に続く応用編.

創薬化学
メディシナルケミストへの道

長野哲雄 編
A5判上製　2色刷　256ページ　本体3900円

標的分子の選定から化合物スクリーニング, 合成展開まで, 実践的な創薬研究全般を解説する本格的教科書. 学部3, 4年の学生および修士課程の大学院生対象としている. また, 創薬化学を実践したいと考えている研究者にも有益.

マクマリー 生化学反応機構 第2版
ケミカルバイオロジーによる理解

J. McMurry, T. Begley 著／長野哲雄 監訳
A5判上製　カラー　496ページ　本体5400円

主要な生体分子の代謝反応を反応機構に基づいて有機化学の視点から説明した学生向け教科書の改訂版. すべての反応機構が見直され, 最近の文献を含む数百の参考文献を掲載.

科学者の研究倫理
化学・ライフサイエンスを中心に

田中智之・小出隆規・安井裕之 著
A5判　128ページ　本体1200円

研究倫理を学部の正規授業として定着させることを目的とした教科書. 単に知識だけでなく, 実例も豊富に示し, 学生自ら考え議論する章末問題により, 公正研究の姿勢が身につく.

現代化学　11月号
広い視野と専門性を育む月刊誌

毎月18日発売
本体800円

解説 ◆ 相分離生物学
　　液－液相分離が解き明かす生命の謎
　　　　　　　　　　　　　白木賢太郎

◆ 進む核酸医薬品の開発　　　小比賀 聡
◆ 耐光性近赤外蛍光色素が招く蛍光イメージング技術
　　　　　　　　　　　多喜正泰・山口茂弘

【基礎講座】シュレーディンガー方程式とは何か？

〒112-0011　東京都文京区千石3-36-7　　**東京化学同人**　　Tel 03-3946-5311　定価は本体価格＋税
http://www.tkd-pbl.com　　info@tkd-pbl.com

Collagen Powder
粉末コラーゲン ［研究用試薬］

溶液または凍結乾燥品しかなかったコラーゲンを
ネイティブな構造(三重らせん)を保ったまま、ニッピ独自の製法で、
取り扱いやすい粉末にすることに成功しました。(各国に特許出願中)
お好きな濃度、お好きな溶媒が選べます。

凍結乾燥品、スプレードライ品に比べ、
表面積が大きく溶けやすくなっております。

スプレードライ品

本製品

・濃度の調整が容易です。
・さまざまな溶媒を選べます。
・ネイティブな構造(三重らせん)を保っています。

研究用
コラーゲン線維シート
体内にほぼ近い状態のコラーゲンシート

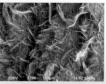
本製品(断面200倍)
微細な線維構造を持ち、緻密である

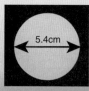
5.4cm
製品写真

［製品特長］
・高度に精製したコラーゲン(純度95%以上)を原料とする。
・生体と同等の線維構造を保持。
・生体と同等の高密度(膨潤後で約20%の濃度)。

サイズ：直径5.4cm、厚み0.2mm（膨潤後1.0mm）

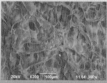
従来の凍結乾燥品(断面200倍)
隙間が多く、線維を形成していない

低エンドトキシンゼラチン

■ 豚皮由来
■ 無菌
■ 低エンドトキシン (10EU/g以下)

●従来のゼラチンに比べて、大幅にエンドトキシンを低減
　させています。
●エンドトキシンと強く反応する免疫系に対して不活性です。

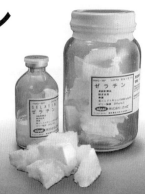

 株式会社ニッピ バイオ・ケミカル事業部

〒120-8601 東京都足立区千住緑町1-1-1　TEL 03-3888-5184　https://www.nippi-inc.co.jp/inquiry/pe.html

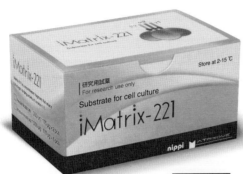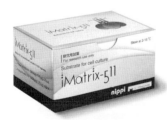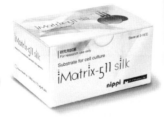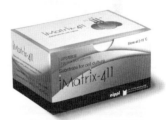

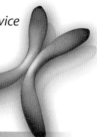

【7月新刊】　◎全体像を俯瞰。関係者必携の1冊。

新版 医学統計学ハンドブック

丹後俊郎・松井茂之 編

A5判　868頁　定価（本体20,000円＋税）（12229-9）

〔内容〕
統計学的視点／データの記述／推定と検定／実験計画法／検定の多重性／線形回帰／計数データ／回帰モデル／生存時間解析／経時的繰り返し測定データ／欠測データ／多変量解析／ノンパラ／医学的有意性／サンプルサイズ設計／臨床試験／疫学研究／因果推論／メタ・アナリシス／空間疫学／衛生統計／調査／臨床検査／診断医学／オミックス／画像データ／確率と分布／標本と統計的推測／ベイズ推測／モデル評価・選択／計算統計

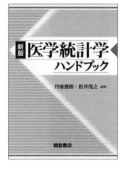

【待望の再刊】

医学統計学の事典（新装版）

丹後俊郎・小西貞則 編

A5判　472頁　定価（本体8,000円＋税）（12233-6）

重要事項200を解説。

◎好評書の改訂版　6月新刊

〔医学統計学シリーズ 5〕

新版 無作為化比較試験
―デザインと統計解析―

丹後俊郎 著

A5判　264頁　定価（本体4,500円＋税）（12881-9）

〔内容〕
原理／無作為割り付け／目標症例数／群内・群間変動に係わるデザイン／経時的繰り返し測定／臨床的同等性・非劣性／グループ逐次デザイン／複数のエンドポイント／ブリッジング試験／欠測データ

◎情動学シリーズ　全10巻・刊行中

【最新刊】　監修者　小野武年

⑩情動と言語・芸術
―認知・表現の脳内メカニズム―

A5判　160頁　川端秀明・森悦郎 編
定価（本体3,000円＋税）（10700-5）

〔内容〕美的判断の脳神経科学的基盤／芸術における色彩と脳の働き／脳機能障害と芸術／音楽を聴く脳・生み出す脳／アプロソディア

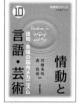

【近刊】
⑨ 情動と犯罪　福井裕輝・岡田尊司 編（10699-2）

【既刊】①情動の進化／②情動の仕組みとその異常／③情動と発達・教育／④情動と意思決定／⑤情動と運動／⑥情動と呼吸／⑦情動と食／⑧情動とトラウマ

朝倉書店　〒162-8707 東京都新宿区新小川町6-29
電話　営業部（03）3260-7631　FAX（03）3260-0180
http://www.asakura.co.jp

(ISBN)は978-4-254-を省略
価格は税抜本体

Book Information

ていねいな保健統計学

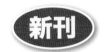

著／白戸亮吉，鈴木研太

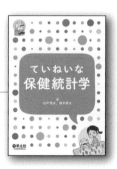

- 数学が苦手な学生でも大丈夫です！ 難しい数式なしで基本的な考え方を一つひとつ解説しているので，平均も標準偏差も検定もこれで納得！
- かわいいキャラクターが理解を後押し，最後まで楽しく学べます．
- 国家試験対応！ 看護師・保健師国試問題の過去問つき．

◆定価（本体2,000円＋税）
◆オールカラー　B5判　197頁
◆ISBN978-4-7581-0972-7

これまでなかった，保健統計学のやさしいテキスト

発行　**羊土社**

各研究分野を完全網羅した最新レビュー集

実験医学増刊号
年8冊発行 [B5判]　定価（本体5,400円＋税）

Vol.36 No.12（2018年7月発行）
脳神経回路と高次脳機能
スクラップ＆ビルドによる心の発達と脳疾患の謎を解く

編集／榎本和生，岡部繁男

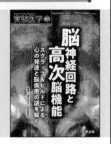
好評発売中

序にかえて―スクラップ＆ビルドで発達する脳神経回路と高次脳機能　榎本和生，岡部繁男

第1章　脳発達を駆動する脳神経回路再編メカニズム
＜1＞シナプスリモデリングの分子機構　岩﨑広英，岡部繁男
＜2＞神経突起の選択的除去メカニズム　長谷川恵理，北谷育子，栁　学理，榎本和生
＜3＞神経幹細胞のダイナミックな転写制御　影山龍一郎，大塚俊之，下條博美
＜4＞グリア細胞による神経回路のスクラップアンドビルド　和氣弘明，加藤大輔
＜5＞スクラップ＆ビルドによる小脳神経回路の動的制御　掛川　渉，柚﨑通介
＜6＞視床大脳皮質投射系における軸索分岐のリモデリング機構　山本亘彦
＜7＞マウス体性感覚野の回路発達と神経活動　中沢信吾，水野秀信，岩里琢治
＜8＞嗅覚回路から神経回路再編メカニズムを解き明かす　竹内俊祐，藤島航大，奥山　圭，冨樫和也，榎本和生

第2章　脳発達と回路再編により生み出される高次脳機能
＜1＞スクラップ化した記憶はどこへ　奥山輝大
＜2＞発声学習を決定する臨界期の聴覚経験依存的神経回路形成　杉山（矢崎）陽子
＜3＞睡眠の制御メカニズムとその破綻に伴う行動異常　大石　陽，林　悠，柳沢正史
＜4＞手綱核による危険予知と絶望　岡本　仁，天羽龍之介
＜5＞相手を知り，理解し，適切な行動を生み出す神経回路　菊水健史
＜6＞知覚が発生する神経基盤　福田めぐみ，村山正宜

第3章　脳発達・再編と病気・障害
＜1＞発達障害―自閉症の病態とシナプス動態を中心に　内匠　透
＜2＞思春期の発達脳科学と発達精神病理学の統合にもとづく統合失調症の病態研究　笠井清登
＜3＞哺乳類における老化・寿命を制御する視床下部神経細胞およびその分子機序　佐藤亜希子
＜4＞発達・病態における神経回路再編成　江藤　圭，竹田育子，鍋倉淳一
＜5＞脳の障害後に残存する神経回路による機能回復　高桑徳宏，伊佐　正
＜6＞うつ病に神経回路再編は関係するのか　加藤忠史

第4章　脳発達と再編の仕組みを研究するための最新技術・モデル
＜1＞脳の透明化を用いた神経回路構造の定量解析　今井　猛
＜2＞CUBICによる全脳全細胞解析最前線　真野智之，上田泰己
＜3＞電子顕微鏡を使った革新的脳組織解析法―コネクトーム研究　窪田芳之，川口泰雄
＜4＞遺伝子発現の光制御技術と神経幹細胞研究への応用　今吉　格，鈴木裕輔
＜5＞シナプス光遺伝学―シナプス・アンサンブルを可視化・操作する技術の創出　林（高木）朗子
＜6＞神経系オルガノイドにおける自発的軸形成　瀬戸裕介，永樂元次
＜7＞脳神経研究における新たな「スーパーモデル」：マーモセット　吉田　哲，岡野栄之
＜8＞ブレイン・マシン・インターフェースの基礎と最先端　平田雅之

発行　羊土社 YODOSHA
〒101-0052　東京都千代田区神田小川町2-5-1　TEL 03(5282)1211　FAX 03(5282)1212
E-mail：eigyo@yodosha.co.jp
URL：www.yodosha.co.jp/

ご注文は最寄りの書店，または小社営業部まで

優しい飼育環境は、優れた実験環境でもある。

より良い研究環境のために

これからのマーモセットケージの世界基準(グローバルスタンダード)

各種研究分野において、ますます重要な役割を担っていくマーモセット。
彼らの生態を把握し、設計された専用ケージです。
ケージサイズやスペックは研究目的や設置場所に応じて、オーダーメイド。
マーモセットに適した飼育環境を維持しながら、
ホームケージでの実験も可能にしました。

より良い研究環境のために

動物実験器材メーカーとして71年。
ひとつひとつの実験に寄り添えるように、様々な変化やご要望に合わせた
器材を作ってきました。
器材メーカーとして、私達に出来ることを考えながら、夏目製作所は活動を続けます。

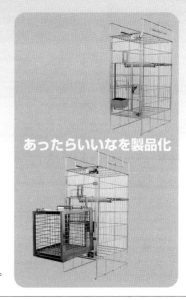

あったらいいなを製品化

ライフサイエンスの未来と共に
株式会社 夏目製作所
Since1946
http://www.nazme.co.jp

東京本社
〒113-8551 東京都文京区湯島 2-18-6
Tel : 03-3813-3251
Fax : 03-3815-2002

大阪支社
〒567-0085 大阪府茨木市彩都 7-7-18
彩都バイオヒルズセンター 3F
Tel : 072-646-9311 Fax : 072-646-9300

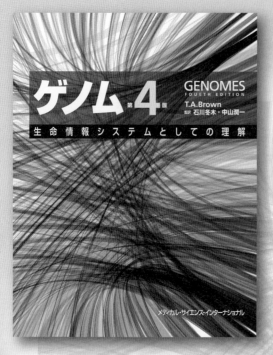